U0148387

协和专家 + 干货
协和妈妈圈 分享
孕产大全

马良坤 ———— 编著

北京协和医院妇产科主任医师、教授

中国轻工业出版社

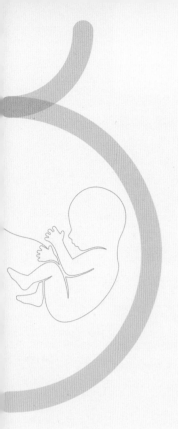

前言 PREFACE

怀孕，女性生命中最特殊的一段经历，兴奋、紧张，既想拼尽全力给肚子里的宝宝最好的呵护，又有点畏首畏尾，生怕做得太多或者做得不够……

想知道"ta"长到多大了，什么时候有心跳，什么时候有胎动，什么时候有表情……

想了解该做哪些必要检查，怎样看待检查结果……

想知道该补什么营养，什么时候运动，怎样做胎教……

如果你没有一个妇产科医生朋友或家人，那么，很多疑问都很难在紧张短暂的产检中得到全面解答。

想要当个好妈妈，就从孕期开始学习吧！

本书力邀北京协和医院妇产科医生马良坤大夫亲临坐镇，给你切实、科学、准确的孕期指导，解答孕期可能遇到的各种疑问，同时还有过来人的经验分享。

如果你觉得心里没底儿，就听听医生的；如果你想知道其他人都是怎么应付突发状况的，那就听听过来人的。

诚祝孕妈妈们，平平安安度过一个完美孕期，喜接健康、聪明的宝宝！

目录 CONTENTS

幸福
怀孕篇

第一章　怀孕第1个月（孕0~4周）

第二章　怀孕第 2 个月（孕 5~8 周）

第三章　怀孕第 3 个月（孕 9~12 周）

第四章　怀孕第 4 个月（孕 13~16 周）

目录 CONTENTS

第五章　怀孕第 5 个月（孕 17~20 周）

第六章 怀孕第 6 个月（孕 21~24 周）

目录 CONTENTS

第七章　怀孕第 7 个月（孕 25~28 周）

第八章　怀孕第 8 个月（孕 29~32 周）

目录　CONTENTS

第九章　怀孕第 9 个月（孕 33~36 周）

第十章 怀孕第 10 个月（孕 37~40 周）

顺利分娩篇

第十一章　分娩进行时，了解三大产程

一定要重点看

产后
修复篇

第十二章　产后黄金 48 小时，护理重点

目录 CONTENTS

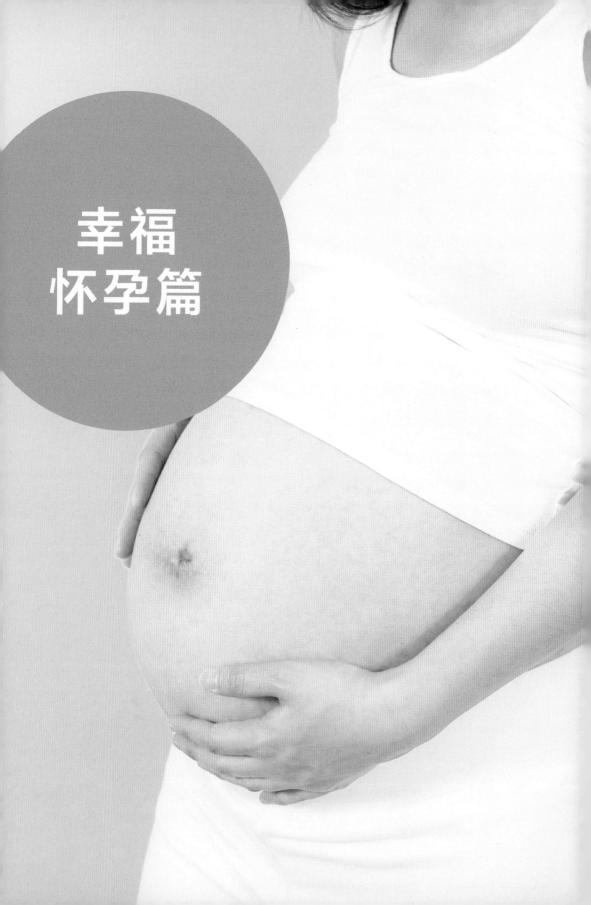

幸福
怀孕篇

怀孕第1个月
（孕0~4周）

孕妈妈和胎宝宝的变化

孕妈妈
微微感觉到小生命的萌发

有的孕妈妈会有乳房硬硬的感觉，乳晕颜色会变深。乳房会变得很敏感，触碰时有可能引起疼痛。

有的孕妈妈在这个月可能还没什么感觉。

孕妈妈的卵巢继续分泌雌激素，促进乳腺发育。

胎宝宝
只是一颗受精卵

怀孕40周是从末次月经的第一天开始算的，所以前2周还不存在新生命，一直到满2周时孕妈妈才会排卵。

从第3周开始，一个强壮的精子来到孕妈妈体内，遇到了卵子，这才结合成为受精卵。之后5~7天，不断分裂的受精卵逐步在子宫内着床。

产检前看一下，
省时省力一次过

怎么买到放心的验孕产品

购买验孕试纸，应当首先考虑口碑好的大品牌。市场上的验孕棒、验孕试纸五花八门、种类多样，但它们的原理都是相同的。购买时，需特别注意生产日期，过期的验孕试纸不宜购买。使用时，一定要按照使用说明进行操作，这样准确率才会高。

正规品牌的验孕试纸准确率在 85%~95%

排卵是在月经周期的第14天左右，假设此时受精成功，那么要产生 HCG（人绒毛膜促性腺激素）最快需要 6~7 天，HCG 真正开始大量分泌是在受精卵着床后。

现在，验孕试纸的敏感度提高了，一般在月经推迟 2~3 天就能测出结果。

基础体温监测，也可判断妊娠

排卵后的基础体温要比排卵前高出 0.5℃左右，并且会持续 12~14 天，直至月经前 1~2 天或月经第 1 天才下降。如果继续测试 5~10 天，基础体温一直没有下降，即可判断已经妊娠。

马大夫
特别叮嘱

验孕成功，也要去医院做正规检查

即使在家用试纸验出已经怀孕了，最好再去医院做一个正规的检查。通常验血是最准确的验孕方法，一般是采静脉血。卵子受精后 7 天即可在血清中检测出人绒毛膜促性腺激素（HCG）。也可采用 B 超检测是否怀孕，但通常胚胎要大于 35 天 B 超才能测出来。

受精后 14 日，就可以用验孕试纸测出来

一般受精后 14 日，验孕试纸就可以测出来了，孕早期最好使用晨尿测试。在使用验孕试纸前，务必仔细阅读包装盒上的所有说明，有些验孕试纸可能会指定必须用当天早上的第一次尿液，测试时请勿超过 MAX 线。

使用方法

1. 用洁净、干燥的容器收集尿液。如刚怀孕，最好用早晨第一次尿液。

2. 将试纸条上有箭头标志的一端浸入装有尿液的容器中，约 3 秒后取出平放，30 秒至 5 分钟内观察结果。

使用验孕试纸的注意事项

1. 尽量采用早晨的第一次尿液进行检测，因为这个时候的激素水平最容易检测出来。实在不行的话，要保证尿液在膀胱中起码 4 小时再用来检测。

2. 不要为了增加尿量喝过多的水，这样会稀释激素水平。

3. 在检测之前要仔细阅读说明书，准确按照步骤去做。

4. 如果是宫外孕的话，不能通过验孕试纸检测出来。要确认检测结果，一定要看医生。

检测结果

1. 未怀孕：只出现一条对照线，表示没有怀孕。

2. 怀孕：出现两条线，即对照线和检测线都显色，且检测线明显清晰，表示已经怀孕；如对照线明显清晰而检测线显色很浅，表示可能怀孕，请隔两天用新的验孕试纸重新检测。

3. 无效：5 分钟内无对照线出现，表示测试无效。

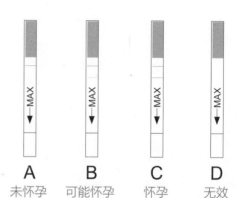

长胎不长肉的营养关键

怀孕初期不需要太多营养，不用特别补

有的孕妈妈刚得知怀孕的消息，家人就开始迫不及待地给补营养。毫无疑问，孕期饮食非常重要，不仅要为孕妈妈提供营养，还要为宝宝的发育提供营养。但是怀孕头 3 个月，所需营养与平时相差不多，孕妈妈自身的营养储备即可满足需要，不需要特别补充营养。

坚持健康的饮食计划

怀孕第一个月，孕妈妈可以延续之前的饮食习惯。现在生活条件好，食物种类丰富，孕妈妈只要平时饮食不挑食、不偏食，营养就能够满足早期胎儿发育。

孕前饮食不规律的现在要纠正

好的饮食习惯是保证母胎健康的基础，如果怀孕之前饮食习惯很不好，比如不按时按点吃饭、饥一顿饱一顿、不吃早餐，那么在孕期就要刻意调整，否则不仅容易造成肠胃不适，还会影响胎宝宝的生长发育。

过来人
经验谈

不必拼命吃，否则肉都长自己身上了

如果刚怀孕就大补特补，生怕孩子输在起跑线上，那么胎宝宝不需要的营养就会全部长在孕妈妈身上，容易造成肥胖。我怀孕的时候虽然没有出现这个情况，但我有个同事就是这种情况，她怀孕第一个月就长了 3 千克，整个孕期下来体重超标不说，生完也没恢复，一直都很胖。

叶酸，
整个孕期都要补

叶酸能有效预防神经管畸形

叶酸是一种水溶性 B 族维生素，最初是从菠菜叶中发现的，所以称为"叶酸"。叶酸是胎宝宝大脑发育所需的关键营养素，孕期适当补充可预防胎儿神经管畸形。如果母体缺乏叶酸，会造成胎儿神经管闭合不正常，可能出现无脑儿、智力低下、脊柱裂等出生缺陷。

孕前补了，孕期还要补吗

有的孕妈妈在备孕期就开始补叶酸，孕期还要继续补。也就是说，每位孕妈妈都要补叶酸，而且要持续整个孕期。

虽然孕早期是胎儿神经系统发育的关键期，但叶酸的补充并不仅限于孕早期，因为在孕中期、孕晚期，胎儿 DNA 的合成，胎盘、母体组织和红细胞的增加都使叶酸的需要量大大增加，如果缺乏叶酸，容易导致巨幼红细胞性贫血、先兆子痫、胎盘早剥等的发生。

孕期每日需摄入叶酸 600 微克

孕妈妈对叶酸的需求量比正常人高，每日需要约 600 微克才能满足自身和胎儿生长需求。再加上我国育龄女性体内叶酸含量普遍偏低，因此孕期更要重视叶酸的补充。

哪些天然食物中叶酸含量高

人体不能自己合成叶酸，只能从食物中摄取，因此你要牢记这些高叶酸含量的食物，让它们经常出现在你的餐桌上。

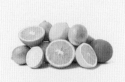

柑橘类水果
橘子、橙子、柠檬、葡萄柚等

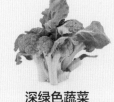

深绿色蔬菜
菠菜、西蓝花、芦笋、莴笋、油菜等

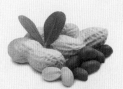

豆类、坚果类
大豆及豆制品、花生（花生酱）、葵花子等

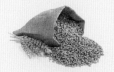

谷类
大麦、米糠、小麦胚芽、糙米等

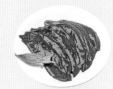

动物肝脏

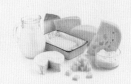

牛奶及奶制品

靠天然食物补叶酸，够吗

含叶酸的食物很多，但由于叶酸具有不稳定性，遇光、遇热容易损失，所以人体真正能从食物中摄取的叶酸并不多。比如，蔬菜储存 2~3 天后叶酸可损失一半，在烹调过程中叶酸也会有所损失。也就是说，除去烹调加工的损失，叶酸的实际吸收利用率大概只有 50%，所以，孕妈妈如果仅靠食物补，很难达到所需的量。

食物量不足，叶酸片来补

叶酸补充剂比食物中的叶酸能更稳定地被人体吸收利用，因此，在以食补为主的基础上，适当补充叶酸制剂是很有必要的。

任何一种营养素的补充都要以食物为基础，但是不能脱离食物而单依靠制剂。叶酸片主要用于纠正饮食中叶酸摄入不足的情况，一般正常饮食的情况下，每天服用 400 微克的叶酸片或者复合维生素片即可满足一日的叶酸需求。

👍 营养搭配食谱推荐

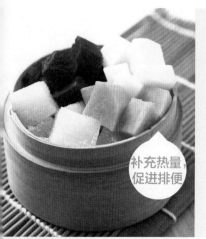

补充热量，促进排便

蒸四样 花样主食

材料 红薯、山药、土豆、紫薯各100克。

调料 盐2克。

做法

❶ 所有食材洗净，去皮，切成均匀的大块。

❷ 将上述食材依次摆入蒸笼中，表面撒上盐，水开后大火蒸40分钟即可。

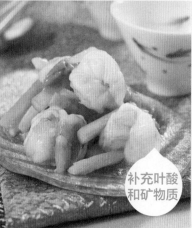

补充叶酸和矿物质

鲜虾芦笋 营养热炒

材料 鲜虾200克，芦笋300克。

调料 姜粒、盐、淀粉、蚝油各适量。

做法

❶ 鲜虾去壳，挑去虾线，洗净后擦干，用盐、淀粉拌匀；芦笋洗净，切长条，焯熟沥干。

❷ 锅中倒油烧热，将虾仁倒入锅内煎熟，捞起滤油；用锅中余油爆香姜粒，加入虾仁、水、盐、蚝油炒匀，出锅浇在芦笋上即可。

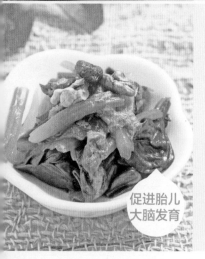

促进胎儿大脑发育

桃仁菠菜 爽口凉菜

材料 菠菜300克，核桃仁30克，枸杞子5克。

调料 白糖、盐各3克，芝麻酱10克，生抽、醋各5克，香油少许。

做法

❶ 菠菜洗净，焯烫15秒，捞出过凉白开；核桃仁、枸杞子放入碗中，加热水浸泡。

❷ 芝麻酱盛入碗中，加入生抽、醋、白糖、盐、香油调匀，制成酱汁。

❸ 将菠菜从凉白开中捞出、沥干，切段盛入盘中，加上酱汁，撒上泡过的核桃仁和枸杞子即可。

注：本书中所有食谱为1~2人份。

板栗烧鸡 美味炖菜

材料 白条鸡 150 克，板栗肉 50 克。

调料 葱花、姜片、料酒、酱油、白糖各 5 克，盐 2 克。

做法

❶ 白条鸡处理干净，切块，加料酒、盐腌 10 分钟；

板栗肉洗净沥干。

❷ 锅内倒油烧至六成热，爆香姜片，将鸡块炒至金黄，加入酱油、料酒、盐、白糖，加适量清水烧开，加入板栗肉，焖至熟烂后撒葱花即可。

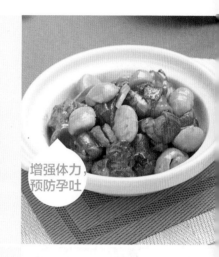

增强体力，预防孕吐

胡萝卜雪梨瘦肉汤 鲜美汤羹

材料 猪瘦肉 150 克，雪梨、胡萝卜各 100 克。

调料 姜片 5 克，盐 3 克。

做法

❶ 猪瘦肉洗净，切小块；雪梨洗净，去皮及核，

切小块；胡萝卜去皮，洗净，切片。

❷ 锅中加入冷水，放入瘦肉块、雪梨块、胡萝卜片、姜片，大火烧开，转小火慢炖 30 分钟，加盐调味即可。

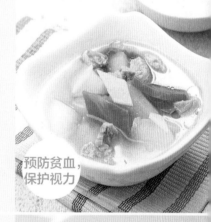

预防贫血，保护视力

猕猴桃菠萝苹果汁 健康饮品

材料 猕猴桃、菠萝、苹果各 100 克。

调料 盐少许。

做法

❶ 猕猴桃洗净，去皮，切小块；菠萝去皮，切小块，放入淡盐水中浸

泡 15 分钟，捞出洗净；苹果洗净，去皮及核，切丁。

❷ 将上述食材放入料理机中，加入适量饮用水搅打均匀即可。

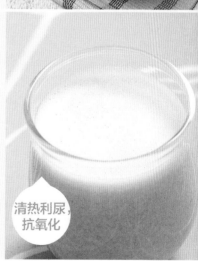

清热利尿，抗氧化

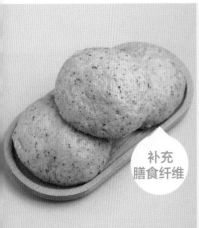

补充膳食纤维

黑豆渣馒头 花样主食

材料 黑豆渣50克，面粉150克，玉米面25克，酵母3克。

调料 盐2克。

做法

❶ 将黑豆渣、面粉、玉米面和酵母加温水和成面团，覆上保鲜膜置于温暖湿润处，醒发至呈蜂窝状为止。

❷ 取出面团，揉搓成圆柱状，用刀切成小块，揉成圆形或方形馒头坯。

❸ 蒸锅水开后将馒头坯放在屉布上，中火蒸20分钟即可。

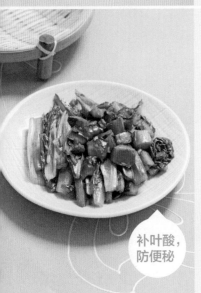

补叶酸，防便秘

香菇炒莜麦菜 营养热炒

材料 莜麦菜200克，水发香菇80克。

调料 蒜末、姜末、酱油各5克，香油少许，盐3克。

做法

❶ 莜麦菜去蒂，洗净切段；水发香菇洗净，切丁。

❷ 锅内倒油烧热，爆香蒜末、姜末，倒香菇丁，加酱油翻炒，倒莜麦菜段炒至断生，加盐、香油调味即可。

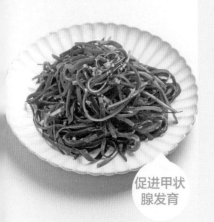

促进甲状腺发育

凉拌海带丝 爽口凉菜

材料 水发海带丝200克。

调料 蒜末5克，香菜末、醋各适量，香油、盐各2克。

做法

❶ 水发海带丝洗净，切段。

❷ 锅置火上，倒入适量水烧沸，加少许醋，放入海带丝焯水，捞出过凉，沥干水分，装盘，加醋、盐、香油拌匀，撒上香菜末、蒜末即可。

清炖羊肉 美味炖菜

材料 羊肉300克，白萝卜200克。

调料 葱段、姜片各20克，花椒2克，盐3克，香油少许。

做法

① 羊肉和白萝卜分别洗净，切块。

② 锅置火上，加水烧开，放入羊肉块焯水，撇去浮沫，捞出洗净。

③ 砂锅加水置于火上，将羊肉块、白萝卜块、葱段、姜片、花椒放入砂锅中，锅开后改为小火慢炖至肉酥烂，加入盐、香油调味即可。

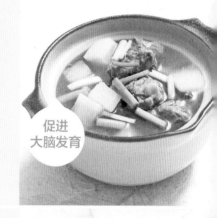

促进大脑发育

罗宋汤 鲜美汤羹

材料 牛肉200克，番茄、胡萝卜、红薯、洋葱各100克，圆白菜50克。

调料 盐2克，番茄酱、葱末、黑胡椒粉各适量。

做法

① 牛肉洗净，切块，冷水入锅，焯水；洋葱、圆白菜洗净，切片；番茄、胡萝卜、红薯洗净，去皮后切块。

② 油锅烧热，下洋葱片煸炒至软，放入牛肉块煸炒出香味，加适量水，大火烧开，转中火炖40分钟。

③ 放入番茄块、胡萝卜块、红薯块、圆白菜片，炖10分钟，加入番茄酱、葱末、盐、黑胡椒粉调味即可。

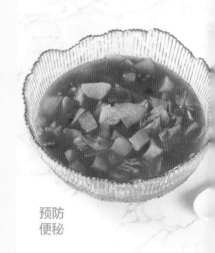

预防便秘

黑芝麻糯米糊 健康饮品

材料 黑芝麻30克，糯米粉100克。

做法

① 黑芝麻挑去杂质，炒熟，碾碎；糯米粉加适量清水调匀。

② 黑芝麻碎倒入锅中，加适量水大火煮开，改小火煮。

③ 把糯米汁慢慢淋入锅中，搅成浓稠状，煮开即可。

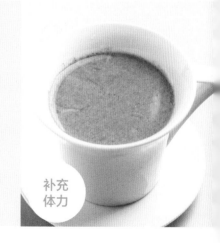

补充体力

胎教：
孕妈妈和胎宝宝都受益

受过胎教的宝宝更聪明

胎教是根据胎宝宝各感觉器官发育成长的实际情况，有针对性地采取如抚摸、光照、对话、音乐、游戏等各种胎教措施，使胎宝宝神经细胞不断增殖，神经系统和各个器官的功能得到合理的开发和训练，最大限度地发掘胎宝宝的智力潜能。

研究发现，受过良好胎教的宝宝出生后更容易喂养；性格活泼，容易与人相处；语言能力、运动与感觉能力、对事物的敏感性等都较高。

做胎教可调节孕期生活

胎教的形式有很多，如抚摸、对话、读诗、唱歌、画画等，这些都能在不同的方面刺激胎宝宝的发育。注重胎教，除了有利于胎宝宝的发育以外，也能帮助孕妈妈调节孕期生活。

胎教有利于建立亲子感情

各种形式的胎教，都是母子之间的交流与互动。持续、有规律、充满爱意的胎教，可以使孕妈妈和胎宝宝及早建立亲子关系。

有大宝的带大宝一起胎教

怀二胎的孕妈妈，可以让大宝也加入到胎教中来，比如让大宝给胎宝宝唱歌、讲故事、跳舞、画画。这样既能让大宝更加期待小弟弟或小妹妹的到来，也能让大宝从中得到快乐，同时意识到自己的重要性。

鼓励准爸爸参与胎教

胎教不是孕妈妈一个人的事，准爸爸也要参与其中。在合适的月份准爸爸可以跟胎宝宝对话、讲笑话、唱歌、讲故事等。准爸爸做胎教，能让孕妈妈感觉受到重视与疼爱，孕妈妈心情好，胎宝宝也能感受到快乐，将来更容易形成乐观的性格。

孕期好心情，宝宝出生后不爱哭闹

人的情绪变化与内分泌有关，如果孕妈妈在怀孕期间能够保持愉悦的心情，宝宝出生后一般性情平和、情绪稳定，不经常哭闹，还能形成良好的生活节律。

孕早期，运动要以"慢"为主

孕期运动好处多

1. 让孕妈妈保持好心情。
2. 有利于正常妊娠和顺利分娩。
3. 避免孕期肥胖，有利于产后恢复。
4. 促进胎宝宝的大脑发育。
5. 有利于胎宝宝养成良好性格。

孕期运动要循序渐进，量力而行

孕妈妈每天的运动时长和运动强度，要根据当天的身体状态和承受能力而定，以不累、轻松舒适为限度。做动作时要注意把握运动量、运动频率及动作幅度。

此外，还要注意避免在夏天高温湿热的环境下做运动，以免出现胎儿因缺氧而损伤大脑的情况。双胞胎的孕妈妈身体负荷原本就大，更要注意运动强度。

出现哪些情况时必须停止运动

做任何运动时，孕妈妈一定要注意身体的警告，如果运动中感到疼痛、不舒服、晕眩或呼吸困难，要立即停止。

如果停止运动后仍有不适感，则应立刻就医。

马大夫
特别叮嘱

哪些孕妈妈不适合做运动

绝对禁忌的情况

- 血流动力学异常的心脏病
- 限制性肺部疾病
- 孕中晚期持续性出血
- 孕中晚期胎盘前置
- 有先兆早产的征兆
- 宫颈功能不全／宫颈环扎手术后
- 胎膜早破、多胎妊娠

相对禁忌的情况

- 极度肥胖、极度低体重
- 极度静坐，有少动生活史
- 严重贫血、营养不良或进食异常（厌食症或食欲过盛）
- 未经评估的心律失常
- 重度吸烟者
- 慢性支气管炎
- 未能有效控制的1型糖尿病、高血压、癫痫、甲状腺功能亢进
- 运动功能受限
- 胎儿宫内生长受限
- 子宫畸形
- 严重脊椎侧弯
- 有自然流产史或早产史
- 轻、中度心血管或呼吸疾病（如慢性高血压、哮喘）

安全运动：
以轻柔为主

运动准则

1. 在怀孕早期，要避免过于剧烈的运动。
2. 运动方式以缓慢为主，尽可能使身体处于平静舒服的状态。
3. 在天气过热、过冷、潮湿的时候，最好暂停运动。
4. 运动时穿着舒适的衣服。
5. 运动前要排空尿。

枕臂侧躺：全身放松

侧躺（任意一边），屈臂枕于头下，另一手臂置于弯曲的大腿上，置于下方的腿保持放松伸直的姿势，置于上方的腿稍微弯曲。时长以身体感受而定，做完一侧后换另一侧。

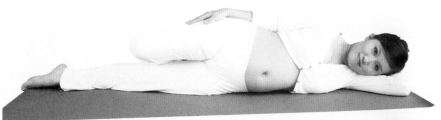

坐姿聆听：保持平和的心态

坐在瑜伽垫或床上、毯子上，双腿盘坐，手臂自然放松，双手手心朝上，放在大腿上，颈部、脸部放松，聆听有节律的细微声音或轻柔的音乐，保持10分钟。

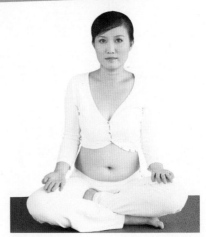

盘腿坐训练：
增强骨盆肌肉和韧带的柔韧性

在孕妇自然分娩的过程中，最难熬的是疼痛。为了减少生产时的痛苦，从孕早期开始，孕妈妈就要做一些轻缓的、小幅度的腿部及髋部运动，以促进顺产、减轻生产的痛苦。盘腿坐训练可以帮助拉伸大腿与骨盆的肌肉，同时改善妊娠晚期和分娩时的体形，保持骨盆肌肉和韧带的柔韧性，促进下半身的血液循环。

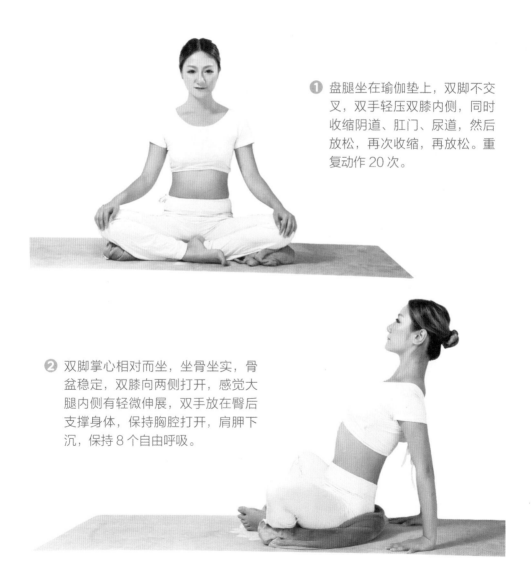

❶ 盘腿坐在瑜伽垫上，双脚不交叉，双手轻压双膝内侧，同时收缩阴道、肛门、尿道，然后放松，再次收缩，再放松。重复动作 20 次。

❷ 双脚掌心相对而坐，坐骨坐实，骨盆稳定，双膝向两侧打开，感觉大腿内侧有轻微伸展，双手放在臀后支撑身体，保持胸腔打开，肩胛下沉，保持 8 个自由呼吸。

金刚坐：
帮孕妈妈调节心情，预防抑郁

　　怀孕后，身体会出现各种变化，孕妈妈难免会出现烦躁、焦虑等负面情绪，偶尔心情不好影响不大，但若长此以往，不仅会影响孕妈妈的身心健康，对胎宝宝的成长也是不利的。因此，孕妈妈要找到调节自己心情的方式，金刚坐就是一个不错的选择，不仅可以放松心情，还可以使骨盆肌肉得到锻炼，对生殖系统也十分有益。

跪坐姿势，小腿和脚背平贴于地面，膝盖并拢，双脚略分开，大腿压在小腿和脚之间。脊背挺直，上半身保持直立，两臂自然下垂，放在大腿上。

姿势指导

跪坐时，可以在臀部下方横垫一块瑜伽砖，让身体感受更舒适。

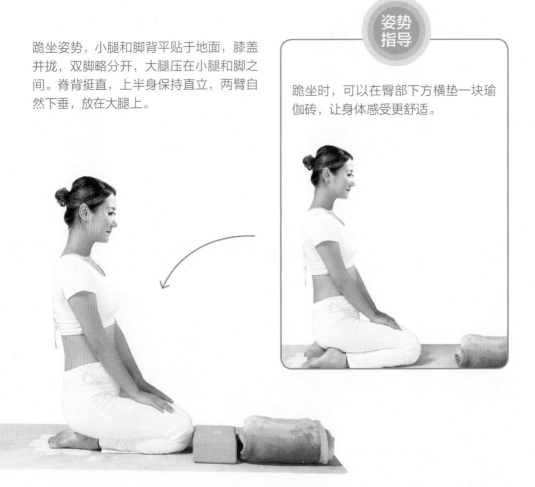

第 二 章

怀孕第 2 个月
（孕 5~8 周）

孕妈妈和胎宝宝的变化

孕妈妈
乳房增大

乳房增大，会有胀痛感，乳晕颜色加深，并有凸出的小结节。

子宫如苹果大小，子宫壁薄而软，胚胎已初具人形。

胎宝宝
有了扑通扑通的心跳

眼睛开始形成，但眼睑还没有形成。

脊柱慢慢形成。

四肢有刚开始出现的胎芽，但表面呈不规则的凸起物。

心脏开始出现有规律的、每分钟120次的跳动。

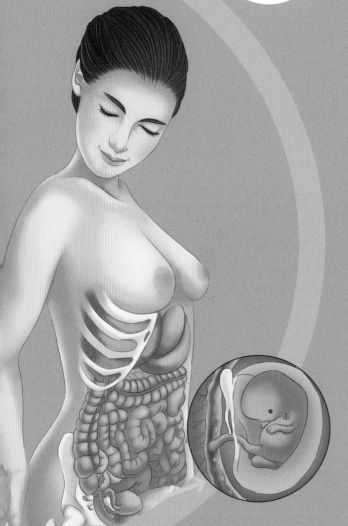

产检前看一下，
省时省力一次过

做 B 超看妊娠囊，要多喝水使膀胱充盈

做 B 超看妊娠囊时，孕妈妈需要多喝水，提前憋尿，这样可以使膀胱充盈，更有利于医生看清楚胎宝宝的情况。先去排号，等待的过程中不断喝水，到自己检查时，膀胱更容易充盈。最好的状态是快要憋不住尿的时候，如果检查时膀胱不够充盈，会被医生退回来，继续喝水等待膀胱充盈再去检查。

做 B 超宝宝位置不对，可以出去走走再做

在做 B 超检查时，有时候不能确定妊娠囊的位置，可以暂停检查，出去走走，过一会儿返回再测。

准爸爸帮忙排队，节约时间

孕妈妈在医院建档前需要检查的项目比较多，还可能涉及不同的楼层、科室，如果人特别多，排队检查就成了比较麻烦的事情。所以在去医院做检查时，可以让准爸爸一同前去，当孕妈妈在做前一项检查时，准爸爸可以提前去下一项检查那里排队，这样可以节约时间，减轻孕妈妈的负担。

**马大夫
特别叮嘱**

产检时，怎么着装更方便

为了能让产检更顺利，孕妈妈在穿着和需要携带的东西上要注意以下几点。

- 衣裤：一定要穿宽松的衣裤，条件允许最好穿裙子，这样内诊时不会造成太多的麻烦。
- 袜子：做水肿检查的时候需要脱掉袜子，所以，最好不要穿高过膝盖的袜子，更不要穿连裤袜。
- 鞋子：要穿一双相对舒服而且方便穿脱的鞋子，最好是不用系鞋带的。
- 包包：最好随身带小的手提包，可以用来装预约单，还可以带上笔和小本子，医生有什么嘱咐时，可以随时记下来。

发现阴道出血怎么办

孕早期阴道出血，不排除宫颈炎、宫外孕、流产、葡萄胎等的可能性，孕妈妈需要及时到医院检查。无论是做阴道彩超查看胚胎发育情况，还是测定 HCG、孕酮，都应在医生的指导下进行。如果需要补充黄体酮，也要遵循激素用药原则，不可盲目补充。此外，有些流产是优胜劣汰的自然现象，孕妈妈不必使用黄体酮强制保胎，否则容易生出畸形儿。

孕早期的阴道出血，如果是先兆流产、宫颈炎或宫颈息肉引起的，那么从出血量、颜色、时间等方面无法准确判断具体原因，必须去医院检查诊断，然后对症治疗。

阴道出血，应警惕的意外情况

孕早期阴道出血较多，出血量与月经量类似，但又与月经时间差别太大，需警惕是否为受精卵自然淘汰造成的意外流产。

孕 1 月，是受精卵着床的关键时期。假若孕妈妈怀孕前患有盆腔炎、输卵管不通等疾病，阴道出血需考虑是否为宫外孕。

马大夫
特别叮嘱

孕早期不宜进行牙病治疗

一般从安全性以及孕妈妈的舒适度方面考虑，孕早期不宜进行牙病治疗。孕早期是胎宝宝的重要器官，如手、脚、脑脊髓神经系统、牙齿等形成的关键时期，如果进行大剂量的放射线照射或者服药不当，很可能会引起自然流产或者胎儿畸形。因此，如果孕妈妈有牙齿不适症状，可请牙医做暂时性的、不影响胎宝宝的处理。如果必须进行药物治疗，也应尽量服用孕妇可用的药物，并减少 X 射线曝露量。

一定要重点看

B超（孕5~8周）
确定妊娠囊位置，并排除宫外孕

从B超结果看妊娠囊

北京协和醫院
超声诊断报告

姓 名：		性 别：女	年 龄：	38岁
科 室：			HISID：	40306558
病 房：			病历号：	

超声所见：子宫增大。宫内可见妊娠囊3.2×3.2×1.5cm，内可见胎芽，胎芽长1.6cm，见胎心搏动。

双附件区未探及囊实性包块及游离液性暗区。

超声提示：
宫内早孕

从以上结果看，宫内可见妊娠囊、胎芽和胎心搏动，根据妊娠囊的大小和胎芽长度判断已经怀孕8周+1天，提示为宫内早孕。

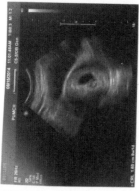 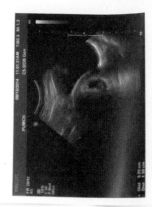

超声医师：
床最后诊断或病理诊断为准。

肚子疼？阴道出血？要做 HCG 检查

帮你读懂检查孕酮和 HCG 的单子

孕酮（P）

即黄体酮，是由卵巢黄体分泌的一种天然孕激素，在体内对雌激素激发过的子宫内膜有显著形态学影响，是维持妊娠所必需的。

28.18 纳克 / 毫升（ng/mL）

根据这个数值和后面的参考范围可以得知，此时处于黄体期。黄体酮是怀孕必需的激素，黄体酮如果偏低，可能与流产或胚胎停止发育有关。

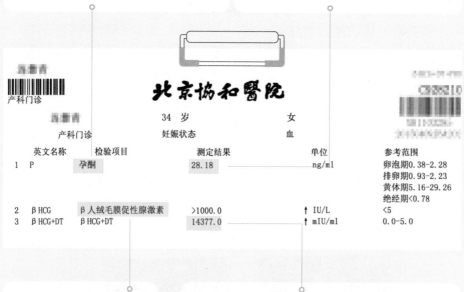

北京协和醫院

		34 岁		女	
	产科门诊	妊娠状态		血	
英文名称	检验项目		测定结果	单位	参考范围
1 P	孕酮		28.18	ng/ml	卵泡期0.38-2.28 排卵期0.93-2.23 黄体期5.16-29.26 绝经期<0.78
2 β HCG	β 人绒毛膜促性腺激素		>1000.0 ↑	IU/L	<5
3 β HCG+DT	β HCG+DT		14377.0 ↑	mIU/ml	0.0-5.0

人绒毛膜促性腺激素（β- HCG）

参考范围根据孕周的不同有所不同，主要看复查后的动态变化，是滋养细胞合成和分泌的激素。

14377 毫单位 / 毫升（mIU/mL）

根据这个数值和后面的参考范围可以得知，这位女性已经怀孕 5 周了。

注：怀孕期间，血清 β-HCG 的正常参考值如下（单位：mIU/mL）。

1~2 周 50~500	4~5 周 0.1 万 ~5 万
2~3 周 100~5000	5~6 周 1 万 ~10 万
3~4 周 500~10000	6~8 周 1.5 万 ~20 万

大约在 8 周以后，HCG 值逐渐平稳，到大约 20 周时相对稳定。

长胎不长肉的营养关键

避免油腻食物

油腻食物最容易引起孕妈妈恶心或呕吐，而且需要较长时间才能消化，因此要避免吃油腻的食物。蔬菜类在烹调过程中也要注意少油少盐，越清淡越能激发孕妈妈的食欲。

少食多餐

没食欲的时候不要强迫自己吃，有食欲的时候适当进食，一天可以多吃几顿，还可以随时准备点喜欢的健康零食，既能补充营养，还能避免因空腹引起的恶心感。

补充 B 族维生素

孕早期胚胎很小，几乎不需要额外多吃，此时孕妈妈的食欲通常较差，饮食宜清淡。需要注意的是，在恶心呕吐不严重时尽量多吃些主食、水果和酸奶等，可以补充所需营养，特别是各种 B 族维生素，对缓解妊娠反应很有帮助，但没必要吃任何补品。

多吃点新鲜蔬菜、水果，喝点果蔬汁

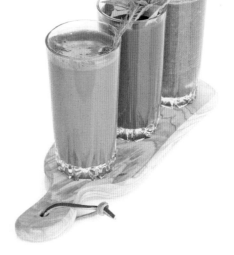

新鲜的蔬菜和水果富含维生素，可以增强母体的抵抗力，促进胎儿生长发育，还能缓解孕吐，孕妈妈可以适当多吃。此外，也可以将蔬菜和水果搭配起来打成果蔬汁饮用，比如苹果汁、橙汁、芹菜汁等。

有早孕反应怎么办

孕吐是正常的妊娠反应

大部分孕妈妈会在怀孕 6 周左右出现食欲缺乏、轻度恶心、呕吐、头晕、疲倦等早孕症状，尤其是呕吐。孕吐，民间也称害喜，是正常的妊娠反应，一般 14 周左右即可减轻或消失，也有在 18 周才慢慢减退的，甚至有的人在整个怀孕期间都伴有呕吐现象。孕吐的主要原因：孕妈妈体内相应激素迅速升高；孕期嗅觉变得更灵敏；孕妈妈肠胃蠕动减慢，运动量减少，导致消化不良。

早餐吃点固体食物能减少干呕

有早孕反应的人，一般晨起呕吐严重，固体食物如馒头、饼干、烧饼、面包片等，可缓解孕吐反应。同时，不断呕吐会造成体液丢失过多，要注意补充水分，但是固体食物和液体食物最好不同食，汤水可在两餐之间饮用。

补充碳水化合物，避免酮症酸中毒

孕吐严重，甚至影响进食的时候，仍要保证碳水化合物的摄入，以供给大脑所需能量，否则容易发生酮症酸中毒。每天至少保证 130 克碳水化合物的摄入，除了易消化的米、面、饼干等，各种薯类、根茎类蔬菜和水果中也富含碳水化合物，孕妈妈可以根据自己的口味加以选择。

130 克碳水化合物的摄入方案参考

种类	碳水化合物含量
大米 60 克	44 克
土豆 50 克	9 克
花卷 50 克	23 克
葡萄干 10 克	8 克
葡萄 50 克	9 克
苏打饼干 50 克	38 克

增加 B 族维生素可减轻孕吐反应

B 族维生素可以有效改善孕吐，维生素 B_6 有直接的镇吐作用，维生素 B_1 可改善胃肠道功能，缓解早孕反应。除了服用复合维生素补充剂外，还要注重膳食补充，鸡肉、鱼肉、鸡蛋、坚果等都是维生素 B_6 的良好来源。

少食多餐避免营养不良

有早孕反应的孕妈妈总是缺乏食欲，感觉吃了就吐，不吃还好受一些。虽然此时胎宝宝还很小，需要的营养并不多，但是如果进食过少，对母亲和胎儿健康都不利，因此可以减少每次进食量，但是多吃几次，把一日三餐改为每天吃5~6餐。

少吃油炸、油腻的食物，以免加重不适感

油炸、油腻的食物油脂含量过高，不仅不好消化吸收，还更容易引起孕吐反应。很多孕妈妈甚至一闻到油烟味就会加重反应，所以饮食要清淡，烹调方法以蒸、炖、炒为好。

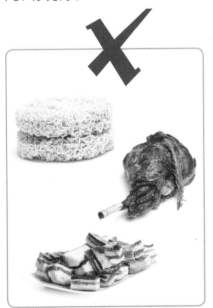

适当运动能缓解孕吐

有的孕妈妈吐得很厉害，不想动，总想躺着，但这样会让孕妈妈更关注孕吐这件事儿，如果起来走一走、动一动反而能减轻早孕反应。比如到户外散步、做做孕妇瑜伽等，既能分散注意力，还能帮助改善恶心、倦怠等症状，心情也会变好。

营养搭配食谱推荐

薏米红豆糙米饭 （花样主食）

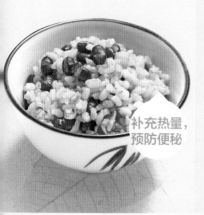

补充热量，
预防便秘

材料 大米100克，糙米、薏米各50克，红豆25克。

做法

❶ 大米、薏米、糙米、红豆分别淘洗干净。

❷ 把大米、薏米、红豆和糙米一起倒入高压锅中，倒入没过米面两个指腹的清水，盖上锅盖，用中火煮熟即可。

香菇炒豌豆 （营养热炒）

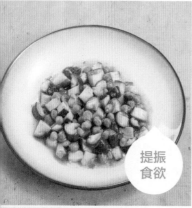

提振
食欲

材料 鲜香菇300克，豌豆50克。

调料 葱花、盐、花椒粉、水淀粉各适量。

做法

❶ 鲜香菇洗净，切丁；豌豆洗净。

❷ 炒锅倒入适量油，待油烧至七成热，放入葱花和花椒粉炒香。

❸ 倒入香菇丁和豌豆翻炒均匀，盖上锅盖焖5分钟，用盐调味，用水淀粉勾芡即可。

凉拌鸡丝 （爽口凉菜）

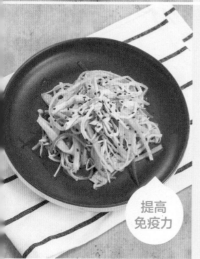

提高
免疫力

材料 鸡胸肉100克，绿豆芽、胡萝卜、金针菇、莴笋各25克，鸡蛋1个，熟黑芝麻5克。

调料 盐、香油各适量。

做法

❶ 鸡胸肉洗净，焯熟，凉凉，撕成丝；绿豆芽和金针菇洗净，入沸水中焯软，捞出，沥干水分；胡萝卜、莴笋去皮，洗净，切丝，入沸水中焯2分钟，捞出，凉凉，沥干水分；鸡蛋磕入碗内，打散，用不粘锅煎成蛋皮，凉凉，切丝。

❷ 取盘，放入鸡丝、绿豆芽、金针菇、胡萝卜丝、莴笋丝、蛋皮丝，用盐和香油调味，拌匀后撒熟黑芝麻即可。

西湖醋鱼 美味炖菜

材料 活草鱼1条（约700克）。

调料 姜块15克，姜末、白糖各5克，料酒、酱油各10克，醋25克，水淀粉、葱丝各适量。

做法

❶ 草鱼治净，对半开子母片（一边带骨为母片，一边不带骨为子片）备用。

❷ 锅中加清水烧开，先下母片后下子片，下姜块、料酒略煮，用小火煮至鱼熟，出锅装盘备用。

❸ 锅上火，取煮鱼的原汤350克，加入酱油、料酒、白糖、姜末及醋烧开，用水淀粉勾芡后浇到鱼身上，撒上葱丝即可。

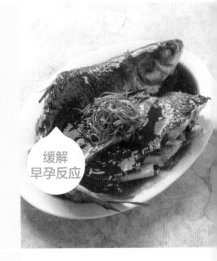

缓解
早孕反应

蛤蜊汤 鲜美汤羹

材料 新鲜蛤蜊500克。

调料 盐、香油各少许，罗勒叶、姜丝各10克。

做法

❶ 蛤蜊和罗勒叶分别洗净。

❷ 汤锅置火上，倒入清水煮沸，将蛤蜊和姜丝放入锅中。

❸ 加盐调味，待蛤蜊开口后连汤一起盛出，放入罗勒叶，加点香油调味即可。

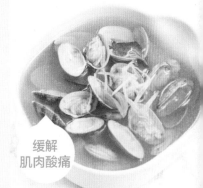

缓解
肌肉酸痛

番茄橘子汁 健康饮品

材料 橘子、番茄各100克。

做法

❶ 橘子去皮，分瓣，去子，切块；番茄洗净，去蒂，用开水烫一下，去皮，切小丁。

❷ 将上述食材放入榨汁机中，加入适量饮用水，搅打成汁即可。

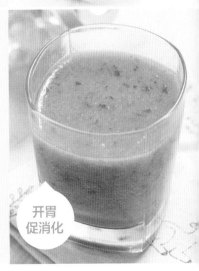

开胃
促消化

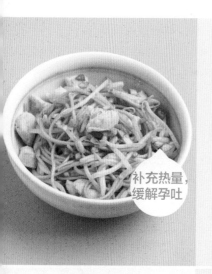

补充热量，缓解孕吐

鸡丝豆芽拌面 花样主食

材料 荞麦粉50克，面粉120克，鸡胸肉、绿豆芽各50克。

调料 生抽、花椒粉、香油、蒜末、盐、葱花各适量。

做法

❶ 将荞麦粉和面粉混合，加入适量清水揉成面团，用面条机压成面条。

❷ 鸡胸肉洗净，煮熟，切小丁；绿豆芽洗净，入沸水焯烫，捞出。

❸ 碗中放入生抽、花椒粉、香油、蒜末、葱花、盐，调成味汁。

❹ 将荞麦面条放入开水中煮熟，捞出放碗中，加入鸡丁、绿豆芽，调入味汁即可。

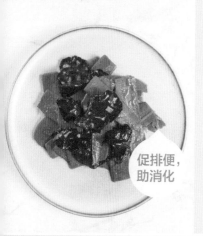

促排便，助消化

胡萝卜烩木耳 营养热炒

材料 胡萝卜200克，水发木耳50克。

调料 姜末、葱末、盐、白糖各3克，生抽5克，香油少许。

做法

❶ 胡萝卜洗净，切片；木耳洗净，撕小朵。

❷ 锅置火上，倒油烧至六成热，放入姜末、葱末爆香，下胡萝卜片、木耳翻炒。

❸ 加入生抽、盐、白糖翻炒至熟，加点香油调味即可。

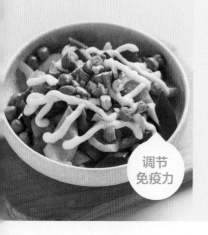

调节免疫力

彩椒豌豆沙拉 爽口凉菜

材料 彩椒200克，原味腰果20克，豌豆100克，酸奶适量。

做法

❶ 彩椒洗净，去蒂及子，切片；豌豆洗净。

❷ 锅中倒水煮沸，放入彩椒片焯一下，捞出，过凉；豌豆放入沸水中焯至变色，捞出，过凉。

❸ 腰果放烤箱，用190℃烘烤5分钟，取出放凉并切碎。

❹ 把酸奶与彩椒片、豌豆混合，放上腰果碎即可。

茶树菇蒸牛肉 美味蒸菜

材料 牛肉200克，茶树菇150克。

调料 姜末、料酒各5克，蒜蓉、蚝油、水淀粉各10克，盐少许。

做法

❶ 牛肉洗净，切薄片，加料酒、姜末、蚝油、水淀粉腌制10分钟。

❷ 茶树菇泡洗干净，放入盘中，撒少许盐。

❸ 把腌好的牛肉片放在茶树菇上，上面再铺一层蒜蓉，入锅蒸15分钟即可。

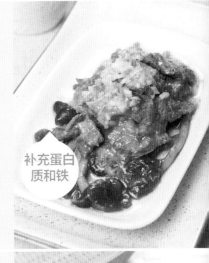

补充蛋白质和铁

排骨豆腐虾皮汤 鲜美汤羹

材料 排骨250克，豆腐300克，虾皮5克，洋葱50克。

调料 姜片、料酒、盐各适量。

做法

❶ 排骨洗净，斩段，用沸水焯烫，撇出浮沫，捞出沥干水分；豆腐切块；洋葱去老皮，洗净，切片；虾皮泡洗干净。

❷ 将排骨段、姜片、料酒放入砂锅内，加入适量水，大火煮沸，转小火继续炖煮至七成熟，加豆腐块、洋葱片，继续小火炖煮至熟，撒入虾皮，加盐调味即可。

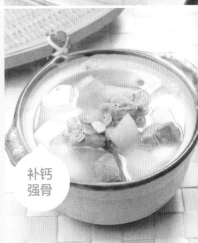

补钙强骨

红豆双皮奶 健康饮品

材料 牛奶1袋（240克），熟红豆20克，蛋清2个。

调料 白糖5克。

做法

❶ 蛋清中加入白糖搅拌均匀。

❷ 牛奶用中火煮开，倒入碗中，放凉后表面会结成一层奶皮，挑起奶皮，将牛奶缓缓倒进蛋清中，碗底留下奶皮。

❸ 把蛋清牛奶混合物沿碗边缓缓倒进留有奶皮的碗中，奶皮会自动浮起来，盖上保鲜膜，隔水蒸15分钟，关火闷5分钟，冷却后加上熟红豆即可。

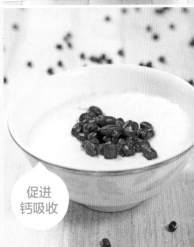

促进钙吸收

音乐胎教：
全家一起听音乐

听舒缓的音乐能促进胎宝宝发育

音乐胎教就是通过对胎宝宝不断地传输优良的乐性声波，促使其脑神经元的轴突、树突及突触发育，为后天的智力发育及发展音乐天赋奠定基础。音乐有时比语言更能触及人的心灵并起到安抚的作用。

适合孕妈妈听的音乐有哪些

胎教音乐可以分为孕妇音乐和胎儿音乐两类。孕妇音乐以轻松舒缓、委婉柔美、充满诗情画意的乐曲为主，比如贝多芬的《月光奏鸣曲》、古筝曲《高山流水》、肖邦的圆舞曲等。

胎儿音乐应以轻松活泼为主，可选择一些富有情趣、歌词生动的儿歌，如《小白兔》《大公鸡》等，也可以选择一些轻快的世界名曲。

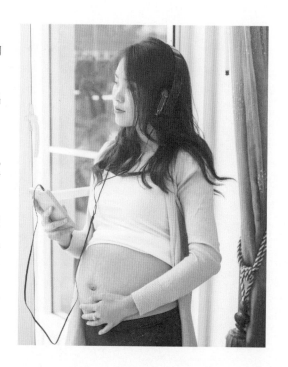

家有大宝的，可以让大宝选音乐

孕育二胎的宝妈，可以让大宝选自己喜欢的儿歌，一起播放给小宝宝听，相信大宝一定会觉得很自豪，说不定还会配合音乐踩踩脚、打打拍子呢！

安全运动：
安胎养胎

摇摆摇篮：放松身心帮助安胎

　　一旦怀孕，安胎就成了孕妈妈最关心的问题。怀孕期间，孕妈妈不仅要注意生活有规律、饮食有营养，还要保持心情愉快，身心双调更利于养胎安胎。

运动准则

1. 怀孕第 2 个月是流产的高发期，但并不一定要卧床休息，做一些幅度不大的轻柔运动，会让胎儿更健康强壮。

2. 如果你有流产先兆，或是需要卧床保胎的孕妈妈，要谨遵医嘱。

❶ 取坐姿，最好是坐在软垫或是毯子上，两脚脚心相对，上身挺直，双手交握，握住脚尖。将毯子卷起，绕过臀部垫在大腿根下，帮助固定不晃动。

姿势指导

做此套动作时，双手也可以一只放在胸部，一只放在腹部。

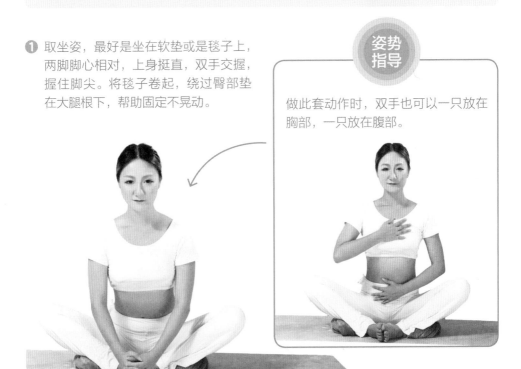

❷ 双手、双臂保持不动，整个上半身向右摆动，然后依次按照后、左、前的顺序自然摆动一圈，停下来休息1~2秒，再重复动作。期间两腿可随身体而动。

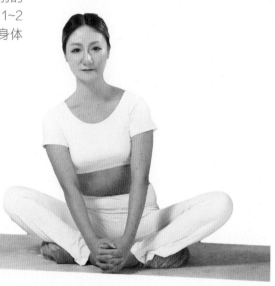

姿势指导

如果觉得转圈会晕，也可以不用身体转圈，改成以臀部为基点，由左到右、由前向后摆动的方式运动。

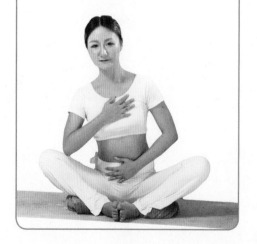

马大夫特别叮嘱

可以在早上起床的时候做这个运动，帮助舒缓身体，这也是在叫胎宝宝起床。如果是上班族，早上做完这套小运动，一天的心情都会好起来，带着宝宝开开心心去上班。

第 三 章

怀孕第3个月

（孕9~12周）

孕妈妈和胎宝宝的变化

孕妈妈
触摸子宫时能感觉到宝宝的存在

乳房更胀大了，乳晕的颜色加深，可以换更大、更舒适的内衣穿。

腹部没有明显的变化。此时，按压子宫会感觉到宝宝的存在。孕11周前后，在腹部开始出现妊娠纹，腹部正中会出现一条深色的竖线。

胎盘覆盖在子宫内层特定的位置，开始分泌让胎宝宝舒服和正常发育所需的激素。

胎宝宝
大脑迅速发育

脑细胞数量快速增加，占身体一半左右。

脸部已经形成了眼睑、唇、鼻和下颚。

脐带里面有一根动脉、两根静脉连接着妈妈和宝宝，妈妈通过脐带给宝宝输送营养，宝宝通过脐带将废物排泄出去。

肾和输尿管发育完成，开始有排泄现象。

腿在不断生长着，脚可以在身体前交叉了。

产检前看一下，
省时省力一次过

建档是第一次产检的重头戏

建档就是孕妈妈孕6周之后到社区医院办理《母子健康档案》，然后带着相关证件到你想要进行产检和分娩的医院做各项基本检查，如果各项指标都符合条件，你就可以在这个医院进行产检、分娩。

一般来讲，孕妈妈需要确定一家医院建档，整个孕期的检查和分娩都在此进行。

第一次产检需要检查的项目最多

第一次产检都包括什么呢？主要是称体重、量血压、问诊、血液检查、验尿常规等。

血液检查中包括基本的生化检查、乙肝丙肝筛查、TORCH全套检查（即病原体检查，备孕期发现异常，孕期有发热、皮疹、家有宠物者做该项检查）、监测肝肾功能和测ABO血型、Rh血型等。尿常规主要是看酮体和尿蛋白是否正常及是否有隐血。

NT 筛查，早期排畸

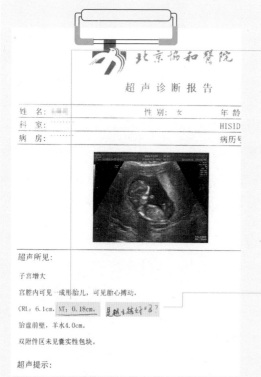

北京协和医院

超声诊断报告

姓名：　　　　　　性别：女　　年龄

科室：　　　　　　　　　　　　　　HISID

病房：　　　　　　　　　　　　病历号

超声所见：

子宫增大

宫腔内可见一成形胎儿，可见胎心搏动。

CRL: 6.1cm, NT: 0.18cm. 是越小越好吗？

胎盘前壁，羊水4.0cm。

双附件区未见囊实性包块。

超声提示：

NT 值

NT 排畸检查是孕早期的排畸检查。NT 值是指胎儿颈后透明层厚度，用于评估唐氏综合征的风险，就是早期唐筛。一般来说，只要 NT 的数值低于 3 毫米，都表示胎儿正常，无须担心。而高于 3 毫米，则要考虑唐氏综合征、特纳综合征等的可能。此时需要做绒毛活检或者羊水穿刺的检查，以进一步排查畸形。

NT 即为颈后透明层厚度。NT 值并不是越小越好，只要在参考范围内，不要高于或过于接近临界值，都是正常的。

做 NT 筛查需要注意什么

这项检查不需要什么特别的准备，不用空腹也不用憋尿，只是需要宝宝的配合，因为位置不好的话是看不到的。医生通常会让你出去走动走动，甚至会压压你的肚子，以便让胎宝宝翻身，方便检查。整个检查需 10~20 分钟。

长胎不长肉的营养关键

增加优质蛋白质，来点低脂牛奶、鸡蛋和豆腐

优质蛋白质是胎宝宝大脑发育必不可少的营养素，瘦肉、蛋类、低脂牛奶和豆制品是优质蛋白质的绝好来源，可为人体提供优质蛋白质、磷脂、钙、锌等成分。

增加不饱和脂肪酸，多吃核桃等坚果

不饱和脂肪酸是大脑和脑神经的重要营养成分，核桃、葵花子、南瓜子、松子、开心果、腰果等坚果中富含不饱和脂肪酸，孕妈妈可以适量食用，每天以25~30克为宜，也就是一个手掌心的量，进食过多容易导致肥胖。

鱼肉富含 ω-3 脂肪酸，能让宝宝更聪明

鱼肉中富含 ω-3 脂肪酸，能促进大脑发育，但是，吃鱼也不要过量，每周吃1~2次，每次在100克以内即可。吃鱼以清蒸、红烧、炖为主，不宜油炸。因为油炸将导致脂肪含量升高。

吃了未经煮熟的鱼可能会导致寄生虫或病菌感染，因此孕妈妈吃鱼一定要确保熟透，不要吃生鱼片。

过来人经验谈

坚果除了直接吃，还可以煮粥、打浆

说到核桃，有些孕妈妈不喜欢吃，但只能硬着头皮生吃。其实坚果还可以用来煮粥、煲汤、打豆浆，这样不仅能改善口感，还能摄入更全面的营养，一举两得。我怀孕的时候就特别爱喝豆浆，花生豆浆、核桃豆浆、绿豆核桃豆浆等变着样喝，我觉得皮肤都变好了。

为两个人吃饭 ≠
吃两个人的饭

孕早期饮食，量不一定要多，但种类要多

孕早期的饮食应注意食物的多样化，量可以不多，但为了保证营养的全面，饮食的种类要丰富多样。

有呕吐反应的孕妈妈，可以通过少食多餐的方式进食各种食物，以免因妊娠反应导致营养缺乏，同时注重补充 B 族维生素，能帮助改善呕吐现象。

没有妊娠反应的孕妈妈，食物的量也不必增加太多，跟孕前保持相当的水平即可，但种类要尽可能丰富多样，孕早期体重不宜增加太多，以免增加后期控制的难度。

没有一种食物能满足人体所需的所有营养，孕期饮食要注重均衡、多样化，孕妈妈可以在膳食金字塔的基础上调整饮食，保证营养的全面

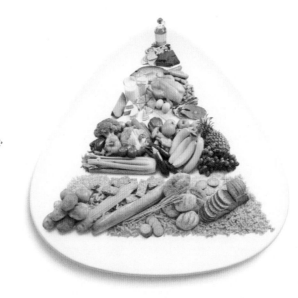

餐餐不过饱

孕妈妈吃饭千万不要吃到撑，可以每餐少吃一点，多吃几餐，这样总量是一定的，不要试图把一天的营养挤在三顿饭吃下去，可以变成五顿或者六顿来吃，这样既不易吃太饱，又保证了营养。

细嚼慢咽能避免肥胖

细嚼慢咽能促进唾液分泌，唾液中含有大量消化酶，可在食物进入胃之前对食物进行初步的消化，有利于保护胃黏膜。细嚼慢咽可使食物进入肠胃的速度变慢，能使大脑及时发出吃饱的信号；如果进食过快，当大脑发出停止进食的信号时，往往已经吃得过饱，容易导致热量摄入过多，引发肥胖。

主食中多点儿粗粮

适当增加粗粮的摄入，可以预防孕期便秘，还能防止体重增长过快。玉米、燕麦、荞麦、红豆、绿豆等都是很健康的粗粮，可以占全天主食总量的三分之一甚至一半。

水果糖分高，当加餐吃

很多孕妈妈以为孕期大量吃水果可以让胎宝宝皮肤好，其实水果不能过量食用，因为水果中糖分含量较多，进食过多容易引起肥胖。一般来说，每天最好吃2 种不同的水果，总量不超过 200 克，可以放在两餐之间当加餐。如果在此基础上多吃了水果，就要相应减少主食的摄入量，以维持每日摄入的总热量不变，以免引起肥胖。

体重增长过快要减少热量摄入

体重超标的孕妈妈要适当减少碳水化合物的摄入，用蔬菜和水果来补充。孕妈妈可以在进餐时先吃蔬果，将碳水化合物含量丰富的谷类等食物放到后面吃。此外，不要吃太多的甜食。需要注意的是，体重超标的孕妈妈千万不能用节食的方法控制体重，否则对孕妈妈和胎宝宝的健康都不利。

体重增长过慢要适当加餐

若孕妈妈体重不达标，各类营养素都要适当增加摄入量。如果孕妈妈食量较小，可以减少一些蔬果的摄入，用富含碳水化合物和蛋白质的食物补充。另外，餐间可以吃一些零食，坚果和牛奶都是不错的选择，还可以喝些孕妇奶粉。实在吃不下饭的孕妈妈，需要遵医嘱补充药用维生素、矿物质制剂等。但是，体重不达标的孕妈妈千万不要靠吃甜食来增重。

营养搭配食谱推荐

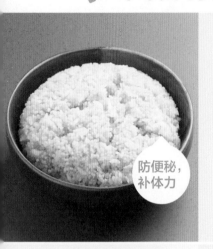

二米饭 花样主食

材料 大米 100 克，小米 60 克。

做法

❶ 大米、小米混合淘洗干净，用水浸泡 20 分钟。

❷ 在电饭锅中加入适量清水，放入大米和小米，按下"蒸饭"键，待跳键后即可。

防便秘，补体力

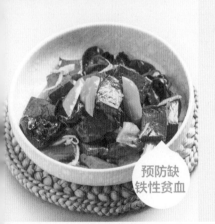

青椒炒猪血 营养热炒

材料 猪血 300 克，柿子椒（青椒）、水发木耳各 80 克。

调料 葱段、姜丝、盐、醋各适量。

做法

❶ 柿子椒洗净，去蒂及子，切片；水发木耳洗净，撕小朵；猪血洗净，切片。

❷ 锅内倒油烧热，加入姜丝和柿子椒片煸炒片刻，加入木耳、猪血片炒熟，再加入葱段、盐和醋调味即可。

预防缺铁性贫血

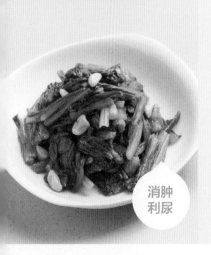

双仁拌茼蒿 爽口凉菜

材料 茼蒿 300 克，松子仁、花生米各 15 克。

调料 盐、香油各 2 克。

做法

❶ 将茼蒿洗净，下入沸水中焯 1 分钟，捞出，凉凉，沥干水分，切段；松子仁和花生米挑去杂质。

❷ 炒锅置火上烧热，分别放入松子仁和花生米焙熟，盛出，凉凉。

❸ 取盘，放入茼蒿段，加盐和香油拌匀，撒上焙熟的松子仁和花生米即可。

消肿利尿

蛤蜊蒸蛋 美味蒸菜

材料 蛤蜊200克，鸡蛋2个。

调料 姜片、盐5克，料酒10克。

做法

① 蛤蜊用盐水浸泡，使其吐净泥沙，放入加姜片和料酒的沸水中烫至壳开，捞出，取肉。

② 鸡蛋打散，加盐、适量饮用水搅匀，加蛤蜊肉，蒸10分钟即可。

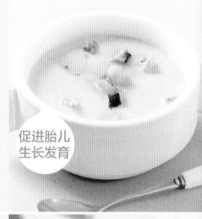

促进胎儿生长发育

鸡肉丸子汤 鲜美汤羹

材料 鸡肉馅200克，土豆150克。

调料 姜末、水淀粉、料酒、盐、胡椒粉、鸡汤各适量。

做法

① 土豆洗净，去皮，切丁。

② 鸡肉馅中加土豆丁及姜末、料酒、盐、水淀粉拌匀，挤成丸子。

③ 锅内加适量鸡汤煮沸，下入鸡肉丸，煮5分钟左右，加盐、胡椒粉调味即可。

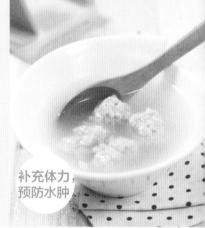

补充体力，预防水肿

牛奶花生豆浆 健康饮品

材料 大豆60克，花生米20克，牛奶250克。

调料 白糖5克。

做法

① 把花生米和大豆洗净，倒入豆浆机中，加水至上下水位线之间。

② 煮至豆浆机提示豆浆做好，加白糖调味，倒牛奶搅匀即可。

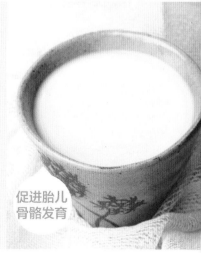

促进胎儿骨骼发育

葱香蛋饼三明治 花样主食

材料 吐司2片，鸡蛋1个，香葱20克。

调料 盐1克。

做法

❶ 香葱洗净，切成葱花；鸡蛋打散，加入盐和葱花。

❷ 将锅烧热后，锅底薄薄刷一层油，将混合鸡蛋液煎成蛋饼状，煎好后依照吐司大小切成方形。

❸ 吐司切去四边，将蛋饼夹在中间即可。

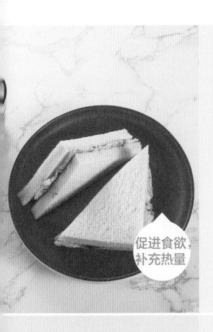

促进食欲，补充热量

番茄烧豆腐 营养热炒

材料 豆腐400克，番茄200克。

调料 葱花5克，生抽2克，盐1克。

做法

❶ 番茄洗净，去蒂，切块；豆腐洗净，切块。

❷ 炒锅置火上，倒油烧热，放入豆腐块略炒，倒入番茄块，调入生抽略炒，盖锅盖焖煮5分钟，加盐、葱花炒匀即可。

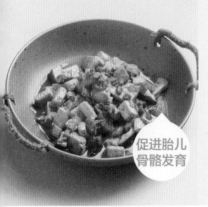

促进胎儿骨骼发育

盐水虾 爽口凉菜

材料 虾300克。

调料 葱段、姜片各5克，料酒10克，花椒、大料各3克，盐4克，醋、生抽各适量。

做法

❶ 虾洗净控干；将醋、生抽调匀成味汁。

❷ 锅置火上，倒入清水，放入盐、葱段、姜片、料酒、花椒、大料煮沸，放入虾煮熟，捞出盛盘，蘸食味汁即可。

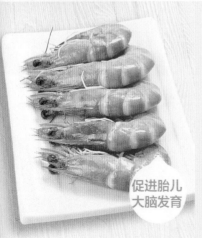

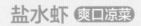

促进胎儿大脑发育

清蒸鲈鱼 美味蒸菜

材料 鲈鱼1条（750克），红彩椒50克。

调料 姜片、姜丝各15克，葱段5克，葱丝4克，料酒、生抽各10克，盐少许。

做法

❶ 鲈鱼去内脏、鱼鳃、鱼鳞，清洗干净，两面划上十字花刀；红彩椒洗净，切丝。

❷ 在鱼身两面抹上少量料酒和盐，腌20分钟，盘中铺上葱段和姜片，放入鲈鱼，入开水锅中大火蒸8分钟，关火后虚蒸5分钟，出锅，倒出盘子里的汤汁（留用）。

❸ 炒锅置火上倒入油烧热，加入姜丝、红彩椒丝、葱丝爆香，淋入蒸鱼汤汁、生抽，小火烧开，淋在鱼身上即可。

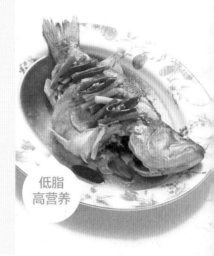

低脂高营养

紫菜虾皮蛋花汤 鲜美汤羹

材料 紫菜5克，虾皮10克，黄瓜50克，鸡蛋1个。

调料 葱花、香油各适量。

做法

❶ 紫菜洗净，撕碎，与虾皮一起放碗中；鸡蛋磕开，搅匀；黄瓜洗净，切片。

❷ 锅置火上，放油烧热，加入葱花炝香，放适量水烧开，淋入鸡蛋液。

❸ 待蛋花浮起时，放黄瓜片，加香油，把汤倒入紫菜碗中即可。

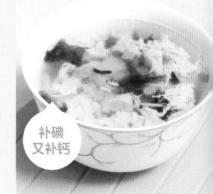

补碘又补钙

草莓奶昔 健康饮品

材料 牛奶100克，草莓150克。

调料 盐适量。

做法

❶ 草莓洗净，放入加盐的清水中浸泡5分钟，冲洗干净。

❷ 将草莓和牛奶放入料理机中搅打成奶昔状即可。

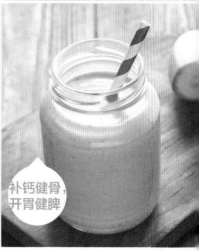

补钙健骨，开胃健脾

诗歌胎教：
体会诗的古典美

准爸孕妈读读诗

　　准爸孕妈在散步或休息时，不妨吟诵美丽的诗句，让胎宝宝多接触到一些诗歌中的古典美感。例如，王维的诗歌被称为"诗中有画，画中有诗"，可以多欣赏这些诗画合一的佳作。

带着大宝学唐诗

　　家有大宝的，可以带着大宝读唐诗，在这个过程中，也能起到对二宝的胎教效果，全家其乐融融，享受亲子时光。

古诗

鹿柴　唐·王维
空山不见人，但闻人语响。
返景入深林，复照青苔上。

山居秋暝　唐·王维
空山新雨后，天气晚来秋。
明月松间照，清泉石上流。
竹喧归浣女，莲动下渔舟。
随意春芳歇，王孙自可留。

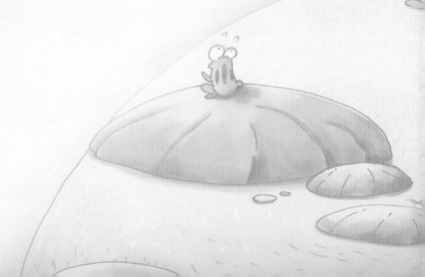

安全运动：
锻炼腰腿部肌肉

躺式扭腰运动：锻炼大腿及髋部肌肉，有利于顺产

　　孕妈妈做一些轻缓的、小幅度的腿部及髋部运动，可以锻炼大腿外侧、臀部和腰部肌肉，改善孕妈妈脊椎及背部不适。同时有助于顺产，减轻生产时的痛苦。

> **运动准则**
> 孕期饮食与运动是管理体重的两个重要手段，对于体重增长过快的孕妈妈来说，通过科学运动消耗热量，可以避免肥胖。

❶ 平躺在床上，头下枕一个软枕，身体两侧再各放一个软枕。双臂水平伸展，双腿伸直分开。

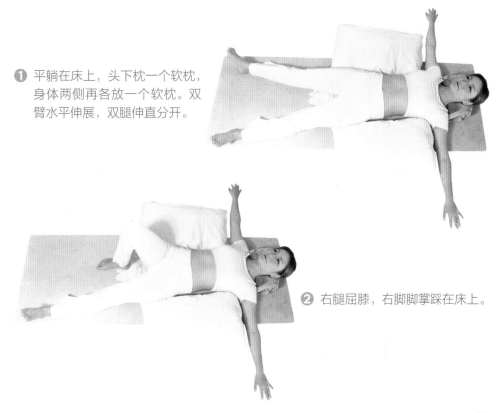

❷ 右腿屈膝，右脚脚掌踩在床上。

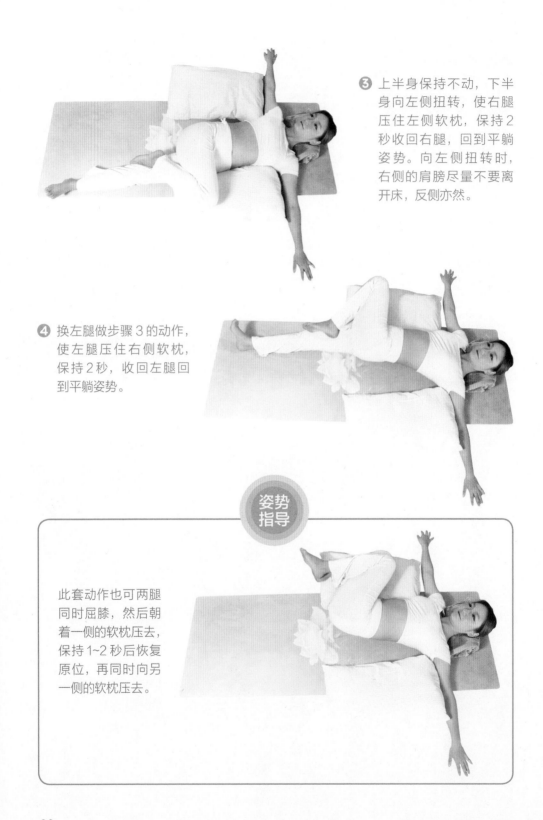

❸ 上半身保持不动，下半身向左侧扭转，使右腿压住左侧软枕，保持2秒收回右腿，回到平躺姿势。向左侧扭转时，右侧的肩膀尽量不要离开床，反侧亦然。

❹ 换左腿做步骤3的动作，使左腿压住右侧软枕，保持2秒，收回左腿回到平躺姿势。

姿势
指导

此套动作也可两腿同时屈膝，然后朝着一侧的软枕压去，保持1~2秒后恢复原位，再同时向另一侧的软枕压去。

腿部画圈：加强腿部肌肉的弹性

腿部运动可以增强会阴部、髋部、膝关节周围肌肉的弹性，为孕妈妈顺利生产做准备，同时有助于产后恢复，使腿形变好。

第1组

① 左侧卧姿势，双腿伸直，左手支撑头部，右手摊开平放，掌心朝下，自然支撑在胸前。

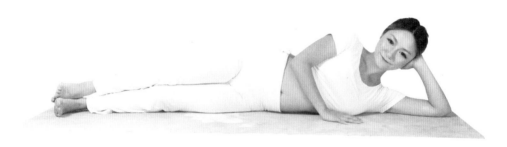

姿势指导

做这组动作时，如果感觉手臂支撑头部太累，也可以将头直接枕在枕头上来做。

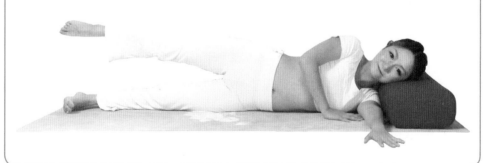

❷ 抬起右腿略比髋高，注意腿和脚一定要伸直。右脚以顺时针方向慢慢画一个圈，然后悬停在开始的位置，保持 2~3 秒；再逆时针画一个圈，保持 2~3 秒。然后换右侧卧，抬起左腿重复动作，此为一组。进行 5~8 组。

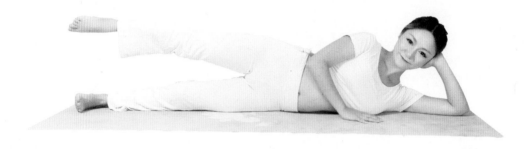

第 2 组

孕妈妈平躺在床上，双膝屈起、并拢，然后由双膝带动大小腿，缓慢而有节奏地画圈。画圈时双肩和脚掌要紧贴床面，顺时针画 10 圈，逆时针画 10 圈。

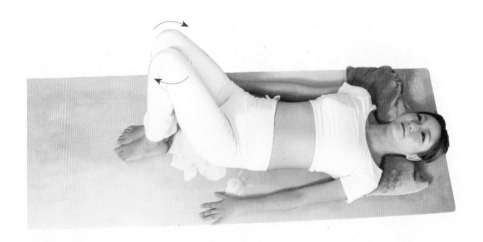

第四章

怀孕第 4 个月
（孕 13~16 周）

孕妈妈和胎宝宝的变化

乳房明显胀大，乳晕颜色加深且直径有所增大。

下腹部微微隆起，腹围增加约2厘米。

子宫壁厚厚的肌肉延伸，开始挤占空间。

子宫如3岁小孩头部般大小。

胎盘已形成，羊水快速增加。

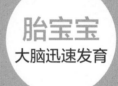

胎宝宝
大脑迅速发育

眼睑长成，且覆盖在眼睛上。

脸上出现细小的绒毛，身体覆盖着细小松软的胎毛。

骨骼和肌肉慢慢发达起来。

肾和输尿管发育完成，开始有排泄现象。

胳膊和腿能做轻微活动了。

内脏大致发育成形。

通过多普勒超声检查可检测到胎心音了。

生殖器官快速发育，能看出男孩女孩了。

产检前看一下，省时省力一次过

孕期的血压多少是正常

医生或护士会在每次产检时测量并记录你的血压。目前，不少医院都使用电子血压计。血压计上会显示两个读数，一个是收缩压，是在心脏跳动时记录的读数；另一个是舒张压，是在两次心跳之间"休息"时记录的读数。因此，你的血压是由两个数字组成的，如130/90毫米汞柱。

医生比较感兴趣的是舒张压的读数，就是第二个比较小的数字。总体来说，健康年轻女性的平均血压范围是100/70毫米汞柱到120/80毫米汞柱。如果你的血压在一周之内至少有两次高于140/90毫米汞柱，而怀孕前的血压都很正常，那么医生会多次测量血压，确认你是否患上妊娠高血压。

血压会在孕中期下降，最后几周恢复正常

到了孕中期，血压往往会下降，这是因为孕期激素——孕酮能够使血管壁松弛。血压较低会使一些孕妈妈在站立过久或忽然站起来时觉得头晕，所以这个时期的动作最好缓慢进行。在怀孕的最后几周，你的血压会恢复到正常水平。

不要过于担心单一的高读数

一般来说，对一位孕妈妈比较正常的数据，可能对另一位孕妈妈来说就不正常。所以，不要跟别人比较测量结果。医生或护士定期测量血压，就是为了建立一个对你来说正常的范围，这是很重要的。因为单一的高读数证明不了什么，也许只是压力过大或路上走得太急导致的。如果医生或护士怀疑你的血压只是暂时升高，会让你休息10~15分钟再测一次，方便确认。

**马大夫
特别叮嘱**

妊娠高血压与体重增长过快有关

妊娠高血压综合征与体重增加过快有关，孕妈妈在怀孕5个月后，每2周体重增加超过1千克，发生妊娠高血压的概率会大大增加。

血压是每次都要检查的，排除妊娠高血压的可能

连续几次测量血压居高不下，需要引起重视

当你的血压读数高于正常水平，并且连续几次居高不下时，就会引起医生的关注。如果血压开始升高了，那么尿常规检查结果对于接下来的诊断至关重要。

如果尿液中没有出现蛋白质，被诊断为妊娠高血压的概率很高；如果尿液中有蛋白质，则可能处于子痫前期的早期阶段，需要更频繁地做产前检查。

发现血压高，多喝芹菜汁来降压

当发现血压偏高时，不要盲目判定。先调整自己的生活和饮食习惯，经多次测量后再确认。日常可以多喝点芹菜汁。芹菜中所含的维生素能降低毛细血管通透性，增加血管弹性，具有降血压作用；含有的丁基苯酞，可让血管平滑肌舒张，降低血压。芹菜汁的做法并不复杂，将西芹洗净，切小段，放入榨汁机中榨成汁就行了。此外，日常饮食要清淡、低盐。

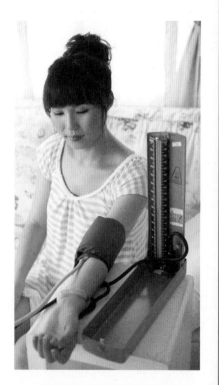

过来人
经验谈

放松心态量出最真实的血压

如果一到医院就紧张，心跳加速，测血压结果比较高，但是每次自己在家量，血压就很正常。可以和医生阐明情况，自己在家监测，记录血压，来就诊时带上记录单，医生就可以判断你的情况了。

孕妈妈要保证睡眠的时间和质量，让身体能够得到充分的放松和休息。左侧卧位能够使舒张压降低，并且改善胎盘的血液供给，所以孕晚期宜采取左侧卧位睡姿。

长胎不长肉的营养关键

孕期每天需要多少蛋白质

中国营养学会推荐蛋白质应占到总热量的 10%~15%，孕妇应适当增加。孕早期蛋白质每日需要量达到 55 克；孕中期达到 70 克；孕晚期是胎宝宝大脑发育最快的时期，蛋白质达到 85 克为宜。当然，由于身高体重的差异，每个孕妈妈的蛋白质需求量并不完全相同。

优质蛋白质的动物性食物来源

动物性食物中的肉、禽、鱼、蛋、奶及奶制品都是蛋白质的良好来源，能提供人体必需的氨基酸。

肉类的选择建议是多吃瘦肉，不要吃肥肉。孕妈妈可选鸡、鸭、鱼等。一周之内吃 2 次深海鱼，比如三文鱼、金枪鱼、秋刀鱼等富含DHA的鱼类，有利于胎宝宝大脑的发育。

乳制品应优先选择酸奶，这里所说的酸奶是指有益生菌的原味酸奶；其次考虑鲜奶，还可以适当选用孕妇奶粉。

优质蛋白质的植物性食物来源

植物性食物中的豆类、坚果、谷类等也含有蛋白质，其中大豆及其制品中的蛋白质可提供人体所需的必需氨基酸，其他植物蛋白质不能提供全部的必需氨基酸，混合食用可以实现互补。将豆类和谷类混合食用，比如馒头配豆浆，其蛋白质营养几乎和牛肉相当。

每天吃多少食物能达到蛋白质需求量

一般来说，孕中期每天吃 2 份动物蛋白、1 份植物蛋白，即可满足蛋白质需要。

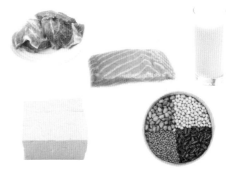

75 克猪里脊 +200 克牛奶 +100 克三文鱼 +100 克豆腐 +300 克五谷杂粮 ≈ 一天蛋白质需求量

控制总热量，
避免肥胖和妊娠糖尿病

均衡饮食，控制体重

通过饮食摄入的热量是影响血糖变化的重要因素，所以孕妈妈必须限制每日从食物中摄入的总热量，控制进食量，少吃肉、多吃蔬菜、适当吃水果。

不要进食含糖高的食物，因为含糖高的食物可导致血糖过高，加重糖尿病的病情或增加巨大儿的发生率。一般每日每千克体重所需热量为 30~35 千卡。最好让医院的营养师根据个人情况制订适合自己的食谱。

主食类的食物要限制。如米、面、薯类食物，每日在 250 克左右。

蛋白质的供给要充足。动物性蛋白质选择瘦畜肉、鱼肉、去皮禽肉等，并且不过量。另外要多吃一些豆制品，增加植物性蛋白质。

避免高脂膳食。高脂饮食是诱发妊娠糖尿病的关键因素，食用油应选择富含不饱和脂肪酸的橄榄油、亚麻子油等，每天控制在 25~30 克，饱和脂肪酸的摄入量不超过脂肪摄入总量的 1/3，少吃或不吃动物性脂肪。

补充维生素和矿物质。多吃一些蔬菜补充维生素，经常吃一些含铁和含钙高的食物，如牛奶、鱼、瘦畜肉、动物肝脏等。

选择低 GI（血糖生成指数）食物

高 GI 食物会刺激胰岛分泌更多的胰岛素，孕妈妈如果长期进食高 GI 食物，会使胰岛 β 细胞功能的代偿潜能进行性下降，最后不能分泌足够的胰岛素使血糖维持在正常范围，从而发生妊娠糖尿病。

- **谷类：** 煮过的整粒小麦、大麦、黑麦、荞麦等制作的粗粮食品。
- **干豆：** 绿豆、豌豆、红豆、蚕豆、鹰嘴豆等。
- **奶类及奶制品：** 几乎所有的奶类及奶制品 GI 都很低，如牛奶、脱脂牛奶、酸奶等。
- **水果类：** 含果酸较多的水果，如苹果、桃、猕猴桃、柑橘、葡萄、梨等。
- **蔬菜：** 除淀粉类的其他蔬菜基本都是低 GI 食物，尤其是叶菜类和茎类蔬菜，如菠菜、芹菜、莴笋等。

避免过量吃甜食

甜食含有大量蔗糖、葡萄糖，比如巧克力、冰激凌、月饼、含糖饮料等。吃了甜食，糖分会很快被人体吸收，血糖陡然上升并持续一段时间（维持时间较短），造成血糖不稳定或波动。长期食用还会导致肥胖。所以孕妈妈忌大量吃甜食。

多吃富含膳食纤维的食物

在可摄取的分量范围内，多吃高膳食纤维食物，如以糙米饭或五谷米饭代替白米饭，增加蔬菜的摄取量，多吃低糖新鲜水果，不喝甜饮料等，有助于平稳血糖。

吃零食要有节制

虽然建议孕妈妈少食多餐，可在餐间吃一些零食，但不能无节制地吃零食，尤其是糖果、点心、冰激凌等甜食。因为过量的糖进入身体会导致血糖快速升高，导致孕妈妈或胎宝宝肥胖，甚至引发妊娠糖尿病。喜欢吃零食的孕妈妈可以每天吃一小把坚果种子类食物，如核桃、杏仁等，这些食物富含不饱和脂肪酸，可以减少对葡萄糖的过多吸收，可以稳定血糖，还有助于胎宝宝的大脑发育。

营养搭配食谱推荐

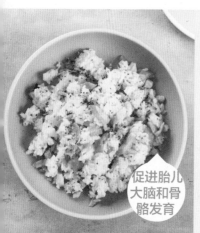

促进胎儿大脑和骨骼发育

西蓝花三文鱼炒饭 花样主食

材料 三文鱼100克、西蓝花50克，米饭80克。

调料 盐1克。

做法

❶ 西蓝花洗净，切小块，入沸水中焯熟，捞出控干，切碎；三文鱼洗净备用。

❷ 锅中倒油烧热，放入三文鱼煎熟，盛出，凉至不烫手时用刀切碎。

❸ 另起油锅，将西蓝花和三文鱼翻炒片刻，倒入米饭炒散，加盐炒匀即可。

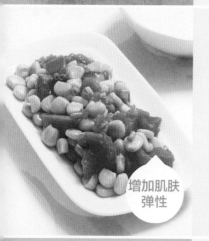

增加肌肤弹性

番茄炒玉米 营养热炒

材料 番茄、玉米粒各200克。

调料 葱花、盐各4克，白糖3克。

做法

❶ 玉米粒洗净，沥干；番茄洗净，去皮，切丁。

❷ 锅置火上，倒油烧热，放入番茄丁、玉米粒炒熟，加入盐、白糖调味，撒葱花即可。

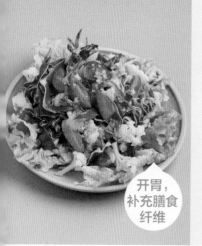

开胃，补充膳食纤维

蔬菜花园沙拉 爽口凉菜

材料 菜花、生菜、紫甘蓝各100克，圣女果、草莓各50克，藜麦5克，青柠檬20克。

做法

❶ 菜花洗净，掰朵，入开水中煮熟，捞出沥干；生菜洗净，撕片；紫甘蓝洗净，切丝；圣女果、草莓洗净，切块；藜麦洗净，煮熟。

❷ 将生菜片铺在盘上，菜花、紫甘蓝、圣女果、草莓按喜欢的方式摆在盘中，撒上藜麦，挤上青柠檬汁即可。

黄焖鸡 美味炖菜

材料 鸡腿肉、柿子椒、洋葱、鲜香菇各90克。

调料 料酒、姜片、老抽、冰糖、盐各适量。

做法

❶ 鸡腿肉洗净,切块;鲜香菇洗净,切块;柿子椒洗净,去蒂及子,切块;洋葱洗净,切丝。

❷ 锅内倒油烧热,放入冰糖炒至焦糖色。加入鸡腿块翻炒至上色,加入料酒、姜片、老抽,放入香菇块、洋葱丝翻炒均匀。

❸ 加适量清水没过食材,大火烧开,转小火焖20分钟,放入柿子椒块略炒,加盐调味即可。

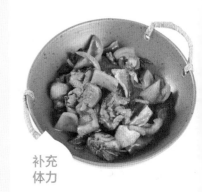

补充
体力

百合干贝香菇汤 鲜美汤羹

材料 百合10克,干贝20克,鲜香菇100克。

调料 葱花适量,盐1克。

做法

❶ 干贝、百合洗净,浸泡30分钟,干贝去黑线;香菇洗净,切块,焯水。

❷ 锅内倒油烧热,爆香葱花,倒入香菇块翻炒。

❸ 将泡好的干贝和干贝汤一同倒入锅中,加入百合煮沸,撒上适量盐即可。

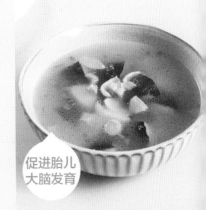

促进胎儿
大脑发育

芝士芒果奶盖 健康饮品

材料 芒果150克,淡奶油50克,牛奶、奶酪(芝士)各20克。

调料 盐少许。

做法

❶ 芒果洗净,去皮、核,留下果肉。

❷ 将淡奶油、牛奶、奶酪、盐放入盆中,打发成细腻奶泡状,即为奶盖。

❸ 将芒果果肉放入榨汁机中,加入适量饮用水搅打均匀,倒入杯中,加入奶盖即可。

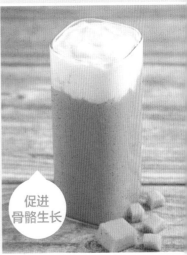

促进
骨骼生长

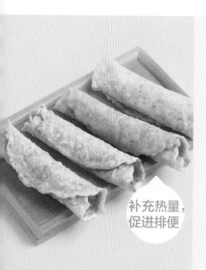

补充热量，
促进排便

香蕉燕麦卷饼 花样主食

材料 香蕉100克，面粉50克，原味燕麦片40克，杏仁粉5克，去核红枣3枚。

做法

1 香蕉去皮，切碎；红枣切碎，放入料理机中，加适量饮用水打成泥。

2 将燕麦片、杏仁粉、面粉、香蕉碎和适量饮用水搅匀成面糊。

3 将面糊分成若干小份，在平底锅中倒入面糊，摊开，小火煎至两面熟透即为饼皮。

4 将红枣泥均匀涂在饼皮上，卷起来即可。

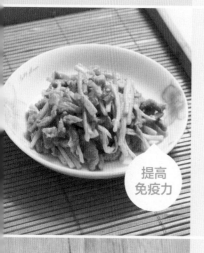

提高
免疫力

肉丝炒茭白 营养热炒

材料 茭白250克，猪瘦肉100克。

调料 葱末、姜末各5克，白糖、酱油各3克，盐、淀粉各适量。

做法

1 猪瘦肉洗净，切丝，用酱油、淀粉腌渍，入油锅炒至变色；茭白去老皮，洗净，切丝。

2 油锅烧热，爆香葱末、姜末，倒茭白丝，加盐、白糖翻炒熟，倒肉丝稍炒即可。

糖醋藕片 爽口凉菜

材料 莲藕300克，苹果醋200克，枸杞子5克。

调料 白糖少许。

做法

1 莲藕洗净，去皮，切薄片，入沸水中焯烫2分钟，过凉，沥干；枸杞子洗净，浸泡至软。

2 将苹果醋倒入容器中，加入白糖，放入莲藕片，稍微腌渍一下，点缀枸杞子即可食用。

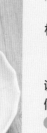

缓解
孕期水肿

豆角炖排骨 美味炖菜

材料 猪排骨 250 克，豆角 200 克。

调料 盐 1 克，料酒 5 克，姜片、蒜末、老抽各适量。

做法

❶ 猪排骨洗净，切小块；豆角洗净，去筋，切段。

❷ 锅内倒油烧热，炒香姜片、蒜末，放入排骨块翻炒至变色，加入豆角段炒至变色，加入料酒、老抽、适量清水中火炖 40 分钟，加盐调味即可。

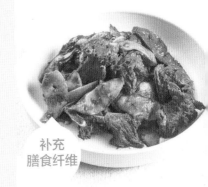

补充膳食纤维

南瓜牛肉汤 鲜美汤羹

材料 南瓜 300 克，牛肉 250 克。

调料 盐、葱花、姜丝各适量。

做法

❶ 南瓜去皮及瓤，洗净，切小方块备用。

❷ 牛肉洗净，去筋膜，切小方块，沸水焯至变色，捞出，洗去血沫。

❸ 锅内倒入适量清水，大火烧开，放入牛肉块和姜丝，大火煮沸，转小火煮约 1.5 小时，加入南瓜块再煮 30 分钟，加盐调味，撒上葱花即可。

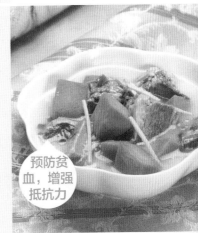

预防贫血，增强抵抗力

杏仁玉米汁 健康饮品

材料 甜玉米 1 根，杏仁片、奶粉各 15 克。

做法

❶ 玉米洗净，剥粒。

❷ 将玉米粒、杏仁片放入豆浆机中，加入适量饮用水，用"豆浆"模式打成玉米汁。

❸ 待玉米汁打好，加入奶粉，搅拌均匀即可。

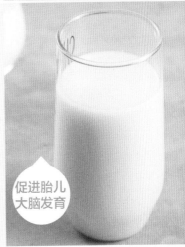

促进胎儿大脑发育

语言胎教：
跟胎宝宝聊聊天

给胎宝宝取个可爱的小名

刚开始对腹中的胎宝宝说话，可能会觉得不太自然，就像自言自语一样。直接叫"孩子"，也会显得生硬，不够亲切。可以给胎宝宝起一个可爱的小名，叫着他的名字说话，就会轻松自然许多。名字最好不要有性别倾向，因为这代表了父母对宝宝真实性别的尊重态度。

把每天的趣事儿说给胎宝宝听

孕妈妈可以分享自己的心情，也可以说说天气，或者说说今天都做了什么事儿等，所有让孕妈妈感觉快乐有趣的话题都可以说。

准爸爸让胎宝宝多听听自己的声音

准爸爸的声音对胎宝宝有着特殊的吸引力，所以，空闲下来的时候，准爸爸应该积极地跟胎宝宝说话，努力使彼此之间熟悉起来，培养与宝宝的感情。

鼓励大宝和二宝聊聊天

怀二孩的孕妈妈要鼓励大宝和肚子里的二宝互动。可以让大宝与肚子里的弟弟或者妹妹对话、聊天、唱歌，也可以讲故事等，让大宝觉得自己的地位很重要，有做哥哥（姐姐）的责任感，这样二宝出生以后会和大宝的关系更好。

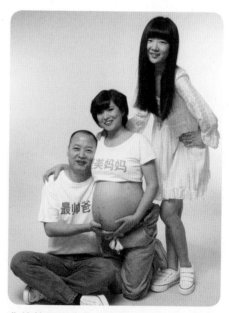

准爸爸和大宝参与胎教，能让孕妈妈感觉很幸福

孕中期，运动要以"强"为主

生理特点

　　孕中期是妊娠第二阶段，医学鉴定为 13~ 28 周，而孕中期运动建议从孕 16 周开始。这一时期孕妈妈的身体和精神状态逐渐稳定，激素分泌水平也趋于平稳，身心相对舒适，胎宝宝发育良好且进入快速生长期。这个时期是整个孕期锻炼的关键阶段，此时流产概率降低，胎宝宝不是很大，孕妈妈身体尚未笨重，早孕反应也得到改善或消失，所以该阶段运动以"强"为主，可适度增加运动量。

　　这个阶段做运动，可以提高孕妈妈的精神状态，改善睡眠质量，强化肌肉和增加肌肉耐力，预防妊娠纹，帮助腺体分泌，促进血液循环，预防静脉曲张和水肿，减少孕期危险，促进胎儿大脑发育，控制孕妇和胎儿体重，还可以很好地预防孕晚期的各种不适症状。

运动指南

　　1. 在身体许可的情况下加大运动量，增强体能，同时也要适当放松，劳逸结合。

　　2. 每周锻炼 3~4 次，强度循序渐进，除了正常的散步外，这时候可以根据自身的体能和习惯，进行有规律的运动，像慢跑、跳舞、游泳、韵律操、瑜伽、普拉提等都是很好的锻炼方式。瑜伽中的力量体式练习和普拉提的器械练习都可以很好地增强心肺功能。

　　3. 虽然此时的运动强度可以增大，但安全仍然是第一准则。热身、运动中监测心率、观察体温以及运动结束时的放松都是必不可少的。孕妈妈自己一定要掌握好度和量，不要勉强，有条件的话建议在专业老师指导下练习。

　　4. 即便在孕中期，也并非所有的孕妇都适合运动。如果孕妈妈有心脏病或泌尿系统疾病、妊娠高血压等明确的禁忌证，是不适合开展运动练习的。

安全运动：
逐渐增加运动量

三角式瑜伽：帮助打开髋部，增强大腿前侧肌力

三角式瑜伽可以帮助打开髋部，增强大腿前侧肌肉力量，伸展大腿后侧和背部肌肉，对颈部也有益，适合大多数孕妈妈。

> **运动准则**
>
> 1. 随着胎宝宝长大，他在子宫里更加稳定，此时孕妈妈如果没有不适，可以适当增加运动量。
> 2. 不要在太热或太冷的环境下进行运动，因为孕妇体温过高或过低，都会影响胎儿发育。

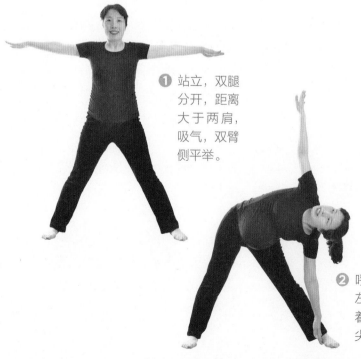

❶ 站立，双腿分开，距离大于两肩，吸气，双臂侧平举。

姿势指导

如果指尖无法着地，不必勉强，可以在脚边放瑜伽砖辅助练习。如果颈部不适，无法望向指尖，也可以目视前方。

❷ 呼气，身体向左侧弯曲，左手落在左脚前，指尖着地，眼睛望向右手指尖。反方向重复动作。

仰卧侧抬腿式：锻炼腹部肌力

胎宝宝主要在子宫内活动，锻炼腹部肌力，有助于增强子宫的支撑力，可以为胎宝宝创造更好的"生活"环境。该运动还可以锻炼大腿肌肉的力量，促进自然分娩；锻炼胸部和手臂，增加肺活量。

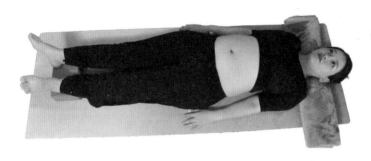

❶ 仰卧，双腿伸直，双臂放在身体两侧，头颈下垫一个薄毯，双脚用一块瑜伽砖垫高。

❷ 吸气，抬左腿，将瑜伽带套在左脚上，左手握住瑜伽带两端，然后左腿向上伸直（尽量抬到与地面垂直），呼气，保持姿势3~5秒。

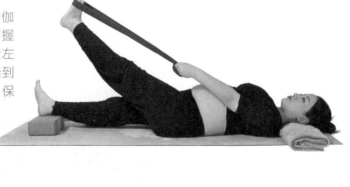

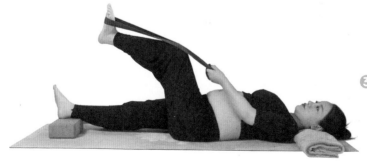

❸ 吸气，左手控制瑜伽带，慢慢屈膝，小腿与地面保持平行。

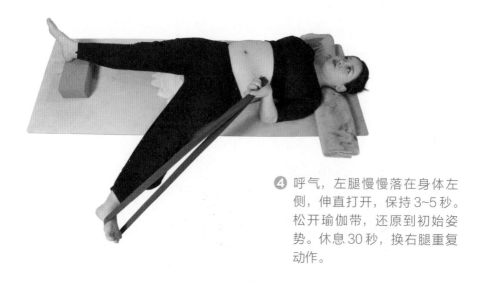

④ 呼气，左腿慢慢落在身体左侧，伸直打开，保持3~5秒。松开瑜伽带，还原到初始姿势。休息30秒，换右腿重复动作。

姿势
指导

做此套动作时，可以在抬腿一侧的旁边放个瑜伽抱枕辅助练习。

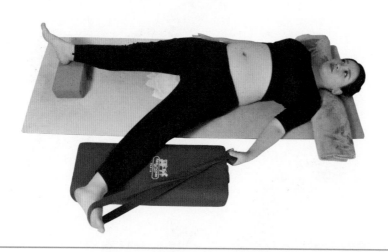

怀孕第 5 个月
（孕 17~20 周）

孕妈妈和胎宝宝的变化

孕妈妈
肚子很明显了

乳房不断增大，乳晕颜色继续加深。乳房分泌浅黄色液体，为哺乳做准备。

臀部更加丰满，外阴颜色加深。

子宫如成人头部大小，下腹部明显隆起。

子宫底的高度约与肚脐平。

胎宝宝
长头发了

大脑仍在发育着。

长了一层细细的异于胎毛的头发。

眉毛开始形成。

胎盘直径有所增加。

四肢骨骼和肌肉发达，胳膊和腿不停地活动着。

产检前看一下，
省时省力一次过

做唐氏筛查的小秘密

唐氏综合征产前筛选检查简称"唐氏筛查"。有些医院并没有做唐氏筛查的资质，需要提前了解，以免耽误筛查时间。

不是每个孕妈妈都需要做羊水穿刺

唐氏筛查结果为高危的孕妈妈，需要做羊水穿刺。高龄孕妈妈（35岁以上）需直接做羊水穿刺，需要到能做此检查的医院配合B超检查，由有经验的医生操作。

胎心检查怎么过

测胎心前，孕妈妈要保持良好的心态和轻松的心情，避免大喜大悲，最好不要喝咖啡和浓茶，少吃辣椒、咖喱等食物。

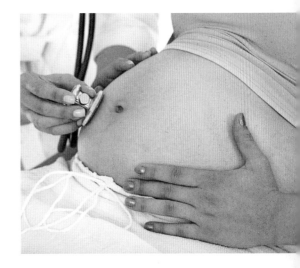

**马大夫
特别叮嘱**

结果阳性也不能肯定是"唐氏儿"

唐氏综合征的产前筛查并不等于产前诊断，筛查结果为阳性，代表唐氏儿风险增加，并不确定胎儿就一定为先天愚型。事实上，筛查呈阳性的胎儿绝大多数（超过90%）不是先天愚型，但是由于唐筛呈阳性的胎儿先天愚型的发生概率较高，通常需要做羊水染色体或脐血染色体检查以确诊，大约有90%的孕妈妈经羊水染色体检查后确诊为正常胎儿。同样的，唐氏筛查呈阴性也不代表胎儿一定不是先天愚型，只是其先天愚型发生概率更低。

一定要 重点看 唐氏筛查 报告单分析

唐氏筛查报告单分析

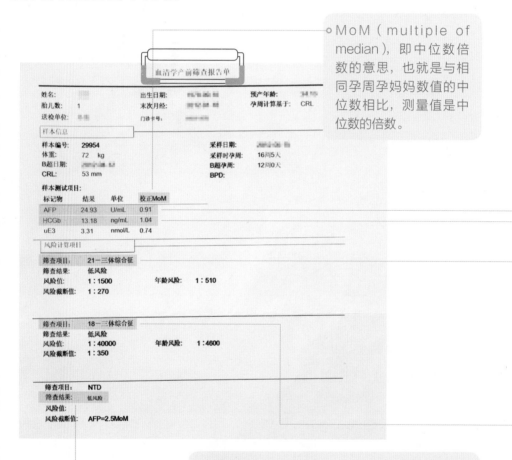

MoM（multiple of median），即中位数倍数的意思，也就是与相同孕周孕妈妈数值的中位数相比，测量值是中位数的倍数。

血清学产前筛查报告单

姓名：　　　　　　　　出生日期：　　　　　　　　预产年龄：
胎儿数：　1　　　　　　末次月经：　　　　　　　　孕周计算基于：　CRL
送检单位：　　　　　　　门诊卡号：

样本信息

样本编号：　29954　　　　　　　采样日期：
体重：　72　kg　　　　　　　　采样时孕周：　16周5天
B超日期：　　　　　　　　　　　B超孕周：　12周0天
CRL：　53 mm　　　　　　　　　BPD：

样本测试项目

标记物	结果	单位	校正MoM
AFP	24.93	U/mL	0.91
HCGb	13.18	ng/mL	1.04
uE3	3.31	nmol/L	0.74

风险计算项目

筛查项目：　21—三体综合征
筛查结果：　低风险
风险值：　1：1500　　　年龄风险：　1：510
风险截断值：　1：270

筛查项目：　18—三体综合征
筛查结果：　低风险
风险值：　1：40000　　　年龄风险：　1：4600
风险截断值：　1：350

筛查项目：　NTD
筛查结果：　低风险
风险值：
风险截断值：　AFP=2.5MoM

筛查结果

"低风险"表明低危险，"高风险"表明高危险。即使结果出现了高风险，孕妈妈也不必惊慌，因为高风险人群中也不一定都会生出唐氏患儿，还需要进行羊水细胞染色体核型分析确诊。

AFP（甲胎蛋白）

甲胎蛋白是女性怀孕后胚胎干细胞产生的一种特殊蛋白，如果胎宝宝是无脑儿，患开放性脊柱裂，孕妈妈血中 AFP 含量会超出正常值。这种物质在怀孕第 6 周就出现了，随着胎龄增长，血中的 AFP 含量会越来越多。宝宝出生后，妈妈血中的 AFP 含量会逐渐下降至孕前水平。

HCG（人绒毛膜促性腺激素）

反映人绒毛膜促性腺激素的浓度，医生会将这些数据结合孕妈妈的年龄、体重及孕周等，计算得出胎宝宝患唐氏综合征的风险。

21- 三体综合征

风险截断值为 1:270。此报告单的孕妈妈此项检查结果为 1:1500，远低于风险截断值，表明患唐氏综合征的概率很低。

18- 三体综合征

风险截断值为 1:350。此报告单的孕妈妈此项检查结果为 1:40000，远低于风险截断值，表明患唐氏综合征的概率很低。

**过来人
经验谈**

多久能看到唐筛结果

我做唐筛，一次就顺利通过了。分享下经验，北京协和医院是早、中孕联合筛查，第一次在 12 周的时候抽血，第二次在 16 周时抽血，12 周的结果不出，与 16 周的抽血结果合并一份最终报告。所以，第一次做唐筛的妈妈不用紧张，因为确实没有检测结果。16 周的结果一般是在 7~10 个工作日后出。唐筛的检测是每周做一次，有些检测可能还需要复核，并且录入指标计算风险，所以需要 10 个工作日出结果。

做羊水穿刺会伤害宝宝吗

虽然是侵入性的检查，但穿刺过程全部由 B 超监控，对胎儿不会造成伤害，只会稍微提高流产概率，约为 0.3%。怀孕 4 个月时，羊水量至少会有 400 毫升以上，而羊水穿刺时只抽走 20 毫升左右，胎儿之后又会再制造，所以发生危险的概率非常低。

羊水穿刺需要去几次医院

第一次：了解日

了解孕期情况；
签署知情同意书；
预约穿刺日期并缴费

第二次：穿刺前一日

抽血查血常规（可以到做羊水穿刺的医院，也可去你方便的其他医院抽血）

第三次：穿刺日

完成穿刺的过程；预约随诊日期

第四次：随诊日

取穿刺报告；遗传咨询

羊水穿刺当天要做什么

1.穿刺当天带齐所有的化验单，特别是前一天的血常规结果。

2.带上之前预约的门诊号以及化验条码、就诊卡。

3.争取准时到护士台报到，量体温。

4.主诊医生会核对化验单及体温，如体温过高，有感染可能，则当日不能做羊水穿刺，需等到体温正常再做。

5.穿刺当天务必吃早饭，需有家属陪伴。

6.穿刺前解小便。

做完羊水穿刺后需要注意什么

羊水穿刺后，休息观察半小时，无不良症状再离开医院。当天不要洗澡，在扎针的地方可能会有一点点痛，也有人会有阴道出血或分泌物增加。只要稍微休息几天，症状就会消失，不需要服用任何药物。但要注意，如果腹痛明显或发热，就要赶快就医。

长胎不长肉的营养关键

孕妈妈的钙，一人补两人用

孕妈妈在孕早期的钙需求量与孕前基本相同，为每天 800 毫克，因此每天喝 250 毫升的鲜奶或酸奶加上正常的饮食，就可以满足钙需求量了。到了孕中期，胎宝宝快速成长，孕妈妈对钙的需求量要把宝宝的那份算进来，为每天 1000 毫克。所以每天除了喝 250 毫升鲜奶或酸奶补钙外，还可以适量摄入豆制品、坚果等，必要时可用补充剂来补钙。

胎宝宝骨骼牙齿发育，钙需求量大增

这个月胎儿生长比较快，骨骼和牙齿等发育都需要钙的支持。因此为了保证胎儿身长的正常增长，保持脊柱、四肢、头颅骨及牙齿的正常钙化，需要增加钙的摄入量。

孕中期，每天钙需求量为 1000 毫克

孕妈妈对钙的需求量随着胎宝宝的成长而变化。到了孕中期，孕妈妈对钙的需求量比孕早期要大。中国营养学会建议孕中期每天补充 1000 毫克的钙。

出现哪些情况表明严重缺钙

在孕中期，如果孕妈妈已经补充了复合营养片，没有出现任何不适症状，就不需要单独补钙。但是，如果出现小腿抽筋、牙齿松动、妊娠高血压综合征、关节疼痛、骨盆疼痛等症状，那就需要有针对性地补钙了。

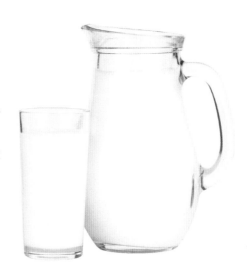

在均衡的前提下
侧重补充

控制热量摄入，避免体重增长过快

大多数孕妈妈胃口会突然变大，饥饿感总是如影随形。但不要因为胃口开了，饮食就毫无顾忌。要注意不能过量进食，特别是高糖、高脂肪食物，如果此时不加限制，会使胎儿生长过大，给分娩带来一定困难。

孕中期，热量需求仅比孕前多了 300 千卡（约为 1 碗米饭的热量），其他食物比如鸡蛋、肉类、豆制品等每天比之前多吃 50~100 克即可。

胎宝宝的器官发育离不开脂肪的供给

脂肪是促进人体生长发育和维持身体功能的重要物质。胎宝宝大脑和身体其他部位的生长发育都需要脂肪酸。尤其是大脑，50%~60% 是由各种必需脂肪酸构成。

另外，很多维生素的吸收也要依赖脂肪，比如维生素 A、维生素 D、维生素 E、维生素 K 等脂溶性维生素，只有溶解于脂肪才能更好地被人体吸收，让孕妈妈和胎宝宝更健康，并有助于预防流产、早产，促进乳汁分泌。

尽管脂肪有这么多好处，但是也不能过多食用，以免增加血液中胆固醇含量。在摄入脂肪时，应以植物性脂肪为主，多吃豆类、坚果等；适当食用动物性脂肪，如瘦肉、动物内脏、奶类等，避免食用肥肉。

摄入充足的蔬果

蔬果中含有人体必需的多种维生素和矿物质，可以提高机体的抵抗力，促进新陈代谢，还有解毒利尿的作用，因此孕妈妈每天都要进食充足的蔬果。

适当增加维生素 A 的摄入

　　维生素 A 与感受光线明暗强度的视紫红素的形成有着密切关系，对胎宝宝的视力发育起着至关重要的作用。在胎宝宝的成长过程中，维生素 A 还有许多其他作用，比如促进器官发育、提高抵抗力等。中国营养学会推荐正常女性和孕早期每天宜摄入 700 微克，孕中期和孕晚期每天摄入量为 770 微克，所以这个月要适量增加维生素 A 的摄入量。动物性食物如动物肝脏、肉类等不但维生素 A 含量丰富，而且能直接被人体吸收，是维生素 A 的良好来源。

多吃富含 β - 胡萝卜素的食物

　　β- 胡萝卜素通过胃肠道内的一些特殊酶的作用可以生成维生素 A，它在红色、橙色、深绿色植物中广泛存在，所以胡萝卜、菠菜、南瓜、芒果等也是维生素 A 的重要来源。

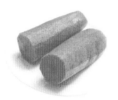

1 根胡萝卜（大约 100 克）
含有 344 微克维生素 A

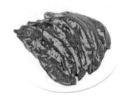

1/10 个猪肝（约 100 克）
含有 6502 微克维生素 A

继续保持清淡饮食，减少盐分摄入

　　孕妈妈要吃比较清淡的食物，不要多吃过咸的食物。吃盐过多不仅会加重水肿症状，而且容易导致妊娠高血压。中国营养学会推荐孕妇每天食盐量为 5 克。

有轻微水肿者适当吃利尿食物

　　为了满足胎儿生长发育的需要，体内血浆和组织液会增多，从而造成水肿。孕妈妈有轻微的水肿是正常现象，可以每天多进食有利尿作用的食物，如冬瓜、黄瓜、红豆等，以缓解水肿症状。

👍 营养搭配食谱推荐

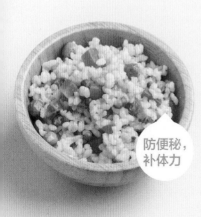

高纤绿豆饭 花样主食

材料 绿豆、薏米各30克，糙米60克，豌豆、胡萝卜各50克。

做法

❶ 绿豆、薏米、糙米洗净，浸泡4小时；豌豆洗净；胡萝卜洗净，切丁。

❷ 将绿豆、薏米、糙米、豌豆、胡萝卜丁一起放入电饭锅中，加入适量清水，按下"煮饭"键，煮好后稍凉即可食用。

防便秘，补体力

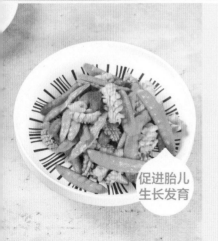

荷兰豆炒鱿鱼 营养热炒

材料 鱿鱼100克，荷兰豆50克，红彩椒20克。

调料 姜末、豆瓣酱各3克。

做法

❶ 鱿鱼处理干净，打花刀，切段，焯烫至卷曲后捞出；荷兰豆去老筋，洗净，焯烫后捞出；红彩椒洗净，去蒂及子，切丁。

❷ 锅内倒油烧热，爆香姜末，放入红彩椒丁、荷兰豆、鱿鱼卷翻炒，加豆瓣酱调味即可。

促进胎儿生长发育

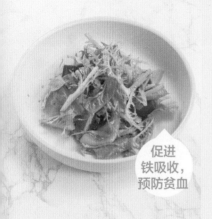

苦菊轻身沙拉 爽口凉菜

材料 苦菊、莴笋叶各100克，彩椒30克，熟白芝麻少许。

调料 自制油醋汁20克。

做法

❶ 将苦菊、莴笋叶、彩椒洗净，沥干水分。

❷ 苦菊去除根部；莴笋叶切段；彩椒去蒂及子，切块。

❸ 将处理好的材料一起放进沙拉碗中，淋上油醋汁后拌匀，撒上熟白芝麻即可。

促进铁吸收，预防贫血

番茄炖牛腩 美味炖菜

材料 牛腩 200 克，番茄 150 克。

调料 酱油、盐、葱末、姜末各适量。

做法

❶ 牛腩洗净，切块，焯水，捞出；番茄洗净，去皮，一半切碎，另一半切块。

❷ 锅内倒油烧至六成热，爆香姜末，放入番茄碎炒出汁。

❸ 加牛肉块、酱油、盐翻匀，倒入砂锅中，加水炖至熟烂，放番茄块炖5分钟，撒葱末即可。

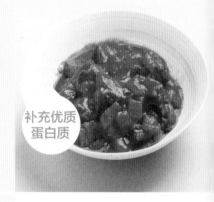

补充优质蛋白质

一品鲜虾汤 鲜美汤羹

材料 鲜虾 200 克，熟猪肚、鱿鱼各 100 克，蟹棒 50 克，油菜 20 克。

调料 盐 2 克，白糖 5 克，葱油少许，鱼高汤 500 克。

做法

❶ 鲜虾去虾线后洗净，焯水；油菜洗净，焯水过凉；熟猪肚切条；鱿鱼洗净，打花刀后切成长条；蟹棒切段。

❷ 锅内倒鱼高汤和适量清水烧开，放鲜虾、猪肚条、鱿鱼条、蟹棒段，大火煮3分钟，撇去浮沫，放油菜煮熟，加盐、白糖调味，淋入葱油即可。

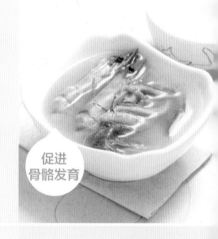

促进骨骼发育

燕麦黑芝麻豆浆 健康饮品

材料 大豆 30 克，黑芝麻 10 克，燕麦 20 克。

做法

❶ 大豆洗净，浸泡 4 小时；黑芝麻洗净；燕麦洗净，浸泡 4 小时。

❷ 将黑芝麻、燕麦和大豆放入豆浆机中，加水至上下水位线间，接通电源，按"五谷豆浆"键，待豆浆制好即可。

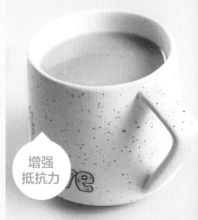

增强抵抗力

番茄肉酱意面 花样主食

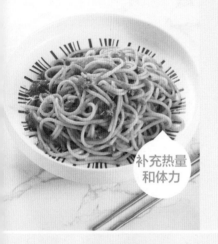

补充热量和体力

材料 番茄100克，牛肉40克，洋葱20克，意大利面150克。

调料 盐、水淀粉各适量。

做法

❶ 意大利面用清水浸泡30分钟，捞出后放入沸水中煮熟。

❷ 牛肉洗净，切末；番茄洗净，去皮，切小丁；洋葱去老皮，洗净，切碎。

❸ 平底锅中放入适量植物油，烧热后放入洋葱碎煸香，倒入牛肉末和番茄丁炒熟，倒入水淀粉翻炒至浓稠，撒入少许盐，拌匀后盛出，拌入煮好的意大利面中即可。

圆白菜炒番茄 营养热炒

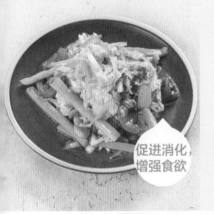

促进消化，增强食欲

材料 圆白菜150克，番茄100克，柿子椒50克。

调料 蒜片5克，十三香、盐、醋各2克。

做法

❶ 圆白菜洗净，切丝；番茄洗净，切块；柿子椒洗净，去蒂及子，切条。

❷ 锅内倒油烧热，放入蒜片炒香，再放入圆白菜丝、番茄块、柿子椒条翻炒至熟，加盐、十三香、醋调味即可。

五彩大拌菜 爽口凉菜

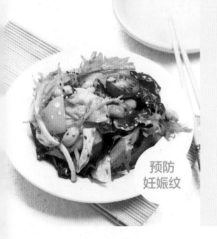

预防妊娠纹

材料 紫甘蓝100克，熟黑芝麻少许，生菜、彩椒、苦菊、熟花生米、圣女果各30克。

调料 白糖、醋、生抽各5克，盐3克，香油少许。

做法

❶ 所有蔬菜洗净，切成适宜入口的大小。

❷ 将处理好的蔬菜、熟花生米放盘中。

❸ 加白糖、醋、生抽、盐、香油拌匀，撒上熟黑芝麻即可。

黄花鱼豆腐煲 美味炖菜

材料 黄花鱼 300 克, 豆腐 150 克, 红彩椒 50 克。

调料 葱段、葱花、姜片、蒜末各 5 克, 料酒、蒸鱼豉油、香菜段各适量。

做法

❶ 黄花鱼处理干净, 切段, 用料酒腌渍 20 分钟; 豆腐洗净, 切块; 红彩椒洗净, 去蒂及子, 切丝。

❷ 锅内倒油烧热, 放入黄花鱼煎至两面金黄, 盛出。

❸ 砂锅内倒油烧热, 放入葱段、姜片、蒜末爆香, 将豆腐块平铺在锅内, 上面摆好黄花鱼, 加适量水。

❹ 盖上盖, 小火焖 5 分钟, 加入香菜段、葱花、红彩椒丝略煮, 淋蒸鱼豉油即可。

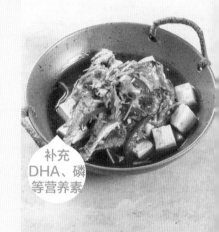

补充 DHA、磷等营养素

牛肉片豆芽汤 鲜美汤羹

材料 牛肉 125 克, 豆芽 80 克, 芋头 60 克, 胡萝卜、番茄各 50 克。

调料 葱末、姜丝、胡椒粉各少许, 盐适量。

做法

❶ 所有食材洗净; 牛肉切薄片; 胡萝卜切丝; 番茄切块; 芋头去皮, 切块。

❷ 锅内倒油烧热, 爆香葱末和姜丝, 放番茄块、牛肉片炒香, 放豆芽、胡萝卜丝, 继续翻炒, 加入适量清水, 放入芋头块。

❸ 水烧开煮 15 分钟, 撒上胡椒粉和盐即可。

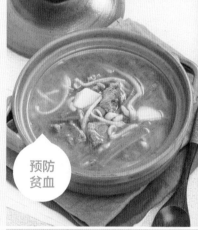

预防贫血

牛奶玉米汁 健康饮品

材料 玉米 100 克, 牛奶 200 克。

做法

❶ 将玉米洗净, 剥粒。

❷ 将玉米粒倒入豆浆机中, 加牛奶至上下水位线之间, 煮至豆浆机提示做好即可。

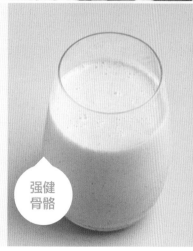

强健骨骼

抚摸胎教：轻抚肚皮，让胎宝宝感受你的爱

怎么做抚摸胎教

刚开始做抚摸胎教时，准爸爸或孕妈妈可以先用手在腹部轻轻抚摸，抚摸时顺着一个方向直线运动，不要绕圈，然后用手指在胎宝宝的身体上轻压一下，给他适当的刺激。

胎宝宝习惯后，反应会越来越明显，每次抚摸都会主动配合。每次抚摸开始时，可以跟着胎宝宝的节奏，他踢到哪里就按哪里。重复几次后，换一个他没有踢到的地方按压，引导他去踢，慢慢地，胎宝宝就会跟上准父母的节奏，按到哪踢到哪。

长时间进行抚摸胎教后，准父母就可以通过触摸分辨出胎宝宝圆而硬的头部、平坦的背部、圆而软的臀部以及不规则且经常移动的四肢。

让大宝摸摸大肚皮

有的大宝看到准爸爸听胎动时会好奇，这时孕妈妈可以把大宝拉过来，让他（她）贴在肚子上，捉着他（她）的小手轻轻抚摸肚子，然后教大宝对肚子里的二宝说，"宝宝，我是你哥哥（姐姐）"，让大宝知道他（她）快当哥哥（姐姐）了。

什么情况下不宜做抚摸胎教

1. 胎动频繁时。胎动频繁时最好不要做抚摸胎教，要注意观察，等待宝宝恢复平静再进行。

2. 出现不规则宫缩时。孕晚期，子宫会出现不规律的宫缩，宫缩的时候肚子会发硬。孕妈妈如果摸到肚皮发硬，就不要做抚摸胎教了，等到肚皮变软了再做。

3. 习惯性流产、早产、产前出血及早期宫缩。孕妈妈如果有习惯性流产、早产、产前出血及早期宫缩的现象，则不宜进行抚摸胎教。

安全运动：
改善孕中期腰背疼痛

站立半前屈运动：帮助腰背部肌肉放松

因为肚子负重的原因，脊椎长期处于紧张状态，站立半前屈运动有助于放松身体，帮助腰背部肌肉放松，缓解下背部疼痛，还有助于增强消化功能。

运动准则

1. 随着腹部的增大，很多孕妈妈都有背部和肩部疼痛的情况。孕妈妈可以通过简单的运动，如舒展运动、游泳等来缓解背部和肩部的疼痛。

2. 别偷懒，每天适当做些户外运动，如散步。做户外运动时要穿上合脚舒适的鞋子，不要穿高跟鞋。

3. 保持良好的姿势，站立时骨盆稍后倾，抬起上半身，肩稍向后。此外，还要避免长时间站立。

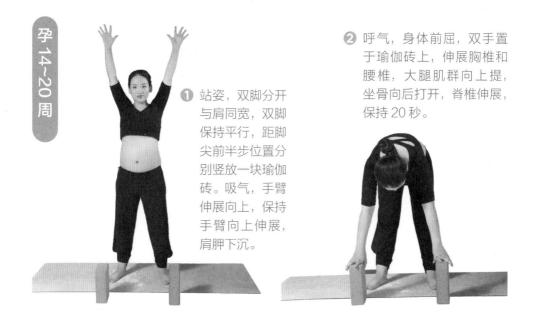

孕14~20周

❶ 站姿，双脚分开与肩同宽，双脚保持平行，距脚尖前半步位置分别竖放一块瑜伽砖。吸气，手臂伸展向上，保持手臂向上伸展，肩胛下沉。

❷ 呼气，身体前屈，双手置于瑜伽砖上，伸展胸椎和腰椎，大腿肌群向上提，坐骨向后打开，脊椎伸展，保持20秒。

❶ 双手置于椅子上，头与脊椎在一条直线上，伸展胸椎和腰椎，大腿肌群向上提，坐骨向后打开，脊椎伸展，保持 20 秒。

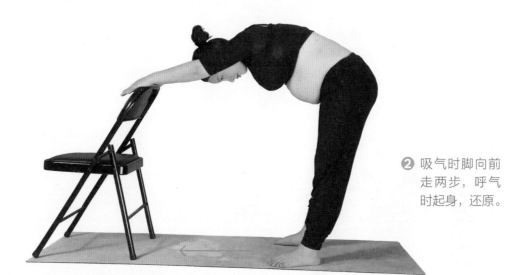

❷ 吸气时脚向前走两步，呼气时起身，还原。

伸展运动：增强腹部肌力，减轻下背部负担

腹壁肌肉是子宫的重要支撑力量，同时，其收缩力是第二产程时娩出胎儿的重要辅助力量，怀孕期间孕妈妈适度锻炼腹肌，分娩时就会感觉轻松很多。而且，腹部肌肉更有力量，有助于产后身材恢复。

侧伸展

① 取坐姿，右腿弯曲，使右脚跟尽量靠近会阴处，左腿向外侧打开，双手扶住右脚踝。

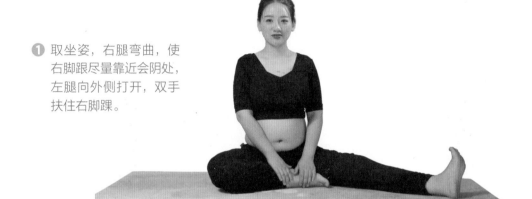

② 身体左侧弯，左臂顺势向斜前方伸展，左脚脚尖回勾，左大腿根部伸展，保持 2~3 秒。换另一侧重复动作。

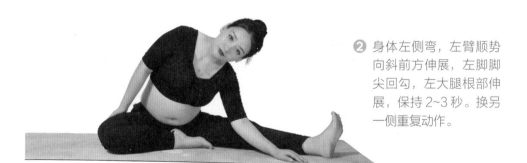

俯身伸展

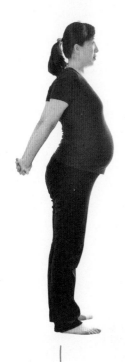

❶ 站姿，双脚分开与肩同宽，略呈外八字，双手在背后交叉紧握，背部挺直。

❷ 左脚向前迈一步，避免腹部受压。

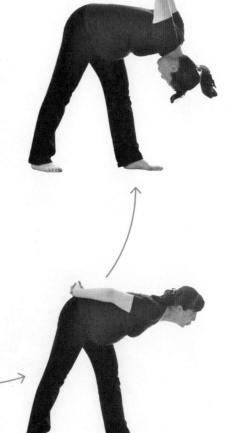

❹ 双手紧握，在背后交叉，向上抬起，抬至自己能接受的最大高度，头颈自然下垂，保持姿势3~5秒。慢慢还原到步骤1姿势，打开双臂放松10秒，然后换右腿重复动作。

❸ 上半身慢慢向下弯曲，尽量与地面平行，如果做不到也不要勉强。

第 六 章

怀孕第 6 个月
（孕 21~24 周）

孕妈妈和胎宝宝的变化

孕妈妈
身材更加丰满

孕妈妈身体越来越笨重，子宫也日益增大，开始压迫到肺。孕妈妈在上楼时会感觉吃力，呼吸相对困难。

胸围越来越丰满，此时，需要对乳头进行适当的按摩。

小腹明显隆起，一看就是孕妇的模样了。

偶尔会感觉腹部疼痛，是子宫韧带被牵拉的缘故。

胎宝宝
外观更接近出生的样子

大脑快速发育，皮层褶皱并出现沟回，以给神经细胞留出生长空间。

胎宝宝好动，脐带有时会缠绕在身体周围，但并不影响活动。

皮肤有褶皱出现。

肺泡开始形成。

在神经的控制下，能把手臂同时举起来，能将脚蜷曲起来以节省空间。

胎宝宝的活动越来越频繁，并且开始出现吞咽反应。

产检前看一下，
省时省力一次过

大排畸，可以不用憋尿

本月孕妈妈进行大排畸检查时，不再需要憋尿，检查前要排空尿液。

做 B 超时，宝宝不要睡着了

做大排畸时要求宝宝是活动的状态，睡着了会影响 B 超结果。检查前可以散步 20 分钟、吃点东西，让宝宝处于活跃的状态。

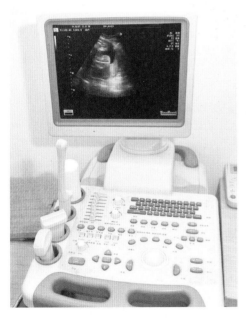

做 B 超时，会在孕妈妈的肚皮上涂抹耦合剂，有一种凉凉的感觉，它是用来排除探头和孕妈妈肚皮间的空气，以便进行有效检测。

B 超报告单的各项参数

教你看懂 B 超排畸单

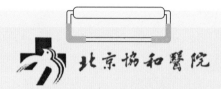

北京协和醫院

超声诊断报告

姓 名:		性别: 女	年 龄:
科 室: 产科门诊			HISID:
病 房:			病历号:

超声所见:

双顶径5.9cm，头围21.2cm，腹围19.3cm，股骨长4.0cm

四腔心可见，胎心规律

胃泡、膀胱、双肾可见，脐带腹壁入口未见异常

脊柱强回声排列未见明显异常

双侧上肢肱/尺/桡骨、下肢股/胫/腓骨可见

上唇形态未见明显异常

胎盘前壁及右侧壁，羊水4.8cm，脐动脉S/D：2.3

超声提示:

宫内中孕

双顶径（BPD）

头部左右两侧之间最长部位的长度，又称为"头部大横径"。孕初期无法通过头臀长来确定预产期时，往往通过双顶径来预测；中期以后，在推定胎儿体重时，往往也需要测量该数据。

在孕5个月后，双顶径基本与怀孕月份相符合，也就是说，妊娠28周（7个月）时双顶径约为7.0厘米，孕32周（8个月）时约为8.0厘米。以此类推，孕8个月以后，平均每周增长约0.2厘米为正常，足月时一般在9.3厘米或者以上。

头围

胎儿环头一周的长度，可确认胎儿的发育状况。孕24周的胎儿头围为（22±1）厘米，此B超单上结果为21.2厘米，在正常范围内。

肱骨长

胎儿上腕骨的长轴，用于推断孕中、晚期的妊娠周数。孕24周的胎儿肱骨长为（4.36±0.5）厘米，此B超单上结果为4.0厘米，在正常范围内。

腹围

也称腹部周长，是胎儿腹部一周的长度。孕24周的胎儿腹围为（18.74±2.23）厘米，此B超单上结果为19.3厘米，在正常范围内。

马大夫
特别叮嘱

做大排畸彩超的最佳时间

一般孕20~24周是做大排畸彩超的最佳时间，因为这个时候，胎儿在子宫内的活动空间比较大，彩超图像显影比较清楚。太早做彩超，由于成像不清楚，会影响医生的判断；太晚做，胎儿长大，在子宫内的活动空间变小，很难看到胎儿的全部情况，而且这个时候羊水量也会影响成像。

过来人
经验谈

做好B超完全可以起到排畸效果

B超做好了，能检查出胎宝宝所有的状况，是可以不用做三维、四维的。不过，四维彩超可以算是胎宝宝的第一张照片，比较有纪念意义，想要的也可以做一下。

B超报告单的各项参数

羊水指数

以孕妈妈的脐部为中心，分上、下、左、右4个区域，将4个区域的羊水深度相加，就得到羊水指数。孕晚期羊水指数的正常值是8~18厘米。

腹围

胎儿腹部一周的长度。与腹部前后径（APTD）和腹部横径（TTD）一起用以推测胎儿的发育。

股骨长

胎儿大腿骨长度，正常值与相应的怀孕月份的双顶径值相差2~3厘米。

小脑横径

妊娠16~40周的正常胎儿小脑横径如下。

20周：（2.16±0.16）厘米

25周：（2.85±0.17）厘米

30周：（3.86±0.34）厘米

35周：（4.29±0.26）厘米

40周：（4.87±0.42）厘米

侧脑室

胎儿侧脑室正常应该在1厘米以下，1~1.5厘米算轻微危险，1.5厘米以上就有点危险了。

侧脑室增宽大多是由于胎儿脑脊液过多造成的，胎儿后期大多能够自己吸收，一般医生会建议隔2周再做B超看看是否继续增宽。侧脑室增宽过多的话，医生会怀疑是脑积水，可能会做胎儿头颅磁共振检查明确诊断，有的需要进行基因相关的产前诊断。

颅后窝池

一般来说，颅后窝的最大深度不超过10毫米，大于5毫米则为颅后窝积液。胎儿颅后窝宽度在32周之前随孕周增加而增宽，33周之后随孕周的增加而缩窄。一般发现有颅后窝积液最早是22周，最迟为41周，平均（31±4）周，颅后窝积液以妊娠29~32周最多见，积液量最多也在孕29~32周。当颅后窝积液窝池增宽≥8毫米，应该每2~3周复查一次；当颅后窝积液窝池增宽＞10毫米，则应去产前诊断门诊咨询，还要检查有无其他合并畸形。如果颅后窝池宽度大于14毫米或超声检查有畸形者，必须做染色体检查。

长胎不长肉的营养关键

正确吃蔬菜，吸收各种维生素

蔬菜可称得上是维生素和矿物质的"宝库"，但是其所含的营养素，尤其是水溶性维生素，遇水、遇热、遇空气极易流失，所以孕妈妈可能吃了很多蔬菜但营养摄入仍然不足。

要想最大化保留营养，就要在烹调过程中注意方法。

先洗再切

蔬菜洗后再切可以避免水溶性维生素从切口流失，还要现吃现做，别提前切好放置太久，避免营养素的流失。

尽量切大块

蔬菜切得越细碎，烹调的时候流失营养的切口就越多，因此为了更好地保存营养，尽量切大块。

大火快炒

炒的时候要急火快炒，避免加热时间过长造成营养流失，炒好立即出锅。

某些蔬菜最好先焯水

菠菜、苋菜、莴笋等草酸含量较高，会妨碍体内铁、钙等的吸收，食用前先焯烫一下，可去除大部分草酸。

水果首选低糖的，每天 200~300 克

为了让糖尿病筛查更容易通过，选择水果的时候要更加谨慎，可以优先选择一些低糖水果，尤其是血糖生成指数（GI）低的水果，如苹果、樱桃、桃子等，这类水果往往含有较多的果酸；少吃或不吃高糖水果，如菠萝、香蕉、荔枝等。同时，控制水果的摄入量，每天以 200 ~ 300 克为宜。

马大夫特别叮嘱

千万不要以为水果吃得越多越好

虽然水果中含有大量的维生素，对孕妈妈是有好处的。但是这并不是说水果吃得越多越好。水果中 90% 的成分为水，剩下的 10% 是果糖、葡萄糖、蔗糖和维生素等，并且水果中的糖很容易被吸收，快速升高血糖，容易导致肥胖。所以适量吃水果才有利于孕妈妈和胎宝宝的健康。

增加铁储存，
避免孕期贫血

从现在开始补铁，预防缺铁性贫血

铁能够参与血红蛋白的形成，从而促进造血。孕中期的孕妈妈对铁的需求量增加，如果铁摄入不足，可能会发生缺铁性贫血，这对孕妈妈和胎宝宝都会造成不利影响。

贫血对孕妈妈的影响

慢性或轻度贫血，对孕妈妈的影响不大。但如果贫血加重，就会出现心跳加快、疲乏无力、食欲减退、情绪低落等症状。严重者还会导致贫血性心脏病。贫血会增加妊娠高血压综合征（即妊高征）的发病率，导致机体抗病能力下降，以及分娩时宫缩不良、产后出血、失血性休克等症。

贫血对胎宝宝的影响

孕妈妈如果发生缺铁性贫血，很容易导致早产、宝宝体重低及生长迟缓等。如果胎宝宝缺铁，会影响其正常发育和器官的形成；宝宝在出生后，容易出现缺铁性贫血，影响生长发育、智力及学习能力。

马大夫
特别叮嘱

出现明显缺铁症状时，可服用铁剂

对某些孕妈妈来说，孕期仅从饮食中摄取的铁质，有时还不能满足身体的需要。对于一些出现明显缺铁性贫血的孕妇来说，可在医生的指导下选择摄入胃肠容易接受和吸收的铁剂。有的孕妈妈认为只要不贫血就不用吃补铁食物，其实铁元素能保证胎儿的正常供氧，还能促进胎儿的正常发育、防止早产，特别是孕中期，不管是否贫血，都要注意补铁。

铁的需求量应达到每日 24 毫克

一般的成年女性，每天应摄入铁 20 毫克，孕中期以后，孕妈妈的铁需求量会增加。在孕 4~7 月，孕妈妈平均每日铁的摄入量应为 24 毫克；孕 8~10 月，每天的铁需求量增加到 29 毫克。

补铁首选动物性食物，在人体内的吸收率高

铁在食物中的存在形式有两种，即血红素铁和非血红素铁。前者多存在于动物性食物中，后者多存在于蔬果和全麦食品中。血红素铁更容易被人体吸收。因此，补铁应该首选动物性食物，比如牛肉、动物肝脏、动物血、鱼类等。

植物性食物中的铁不易吸收

植物性食物中铁的吸收率比动物性食物低，同时植物中的植酸、草酸等也会影响铁的吸收，因此补铁效果不是很理想。但是一些含铁量比较高的植物性食物，可以作为补铁的次要选择，如大豆、小米、桑葚、豌豆苗、芝麻等。

猪肝补铁效果好，可一周吃1次

为预防缺铁性贫血，整个孕期都应该多吃含铁丰富的食物，如猪血、猪肝。为使猪肝中的铁更好地被吸收，建议孕妈妈食用猪肝时坚持少量多次的原则，每周吃1~2次，每次吃30~50克。要购买来源可靠的猪肝，一定要彻底煮熟再吃。

补铁也要补维生素C，以促进铁吸收

维生素C可以帮助铁质的吸收，帮助制造血红蛋白，改善孕妈妈的贫血症状。维生素C多存在于蔬果中，如橙子、猕猴桃、樱桃、柠檬、西蓝花、南瓜等均含有丰富的维生素C，孕妈妈可以在吃高铁食物时搭配这些蔬果或喝一些蔬果汁，增进铁质吸收。

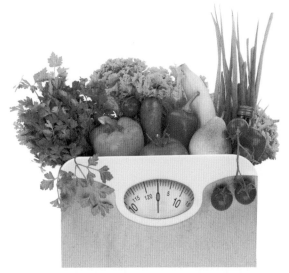

蔬果储存越久，维生素C损失越多，因此尽可能吃新鲜的蔬果

营养搭配食谱推荐

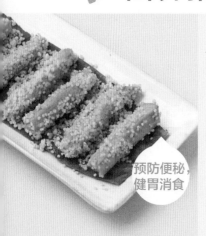

预防便秘，
健胃消食

荷香小米蒸红薯 花样主食

材料 红薯100克，小米
30克，荷叶1张。

做法

❶ 红薯去皮，洗净，切条；
小米洗净，浸泡30分
钟；荷叶洗净，铺在蒸
屉上。

❷ 将红薯条在小米中滚一
下，裹满小米，排入蒸
屉中，上汽后蒸30分
钟即可。

鳝鱼芹菜 营养热炒

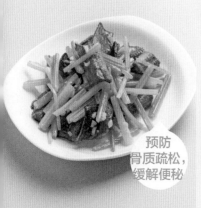

预防
骨质疏松，
缓解便秘

材料 鳝鱼150克，芹菜
250克。

调料 葱末、姜末、蒜
末、盐各适量。

做法

❶ 芹菜洗净后切段；鳝鱼
洗净后切段，焯水后捞
出备用。

❷ 锅内放油烧热，放姜

末、蒜末、葱末炒香，
倒入鳝鱼段翻炒至七成
熟，放芹菜段炒熟，加
盐调味即可。

白菜海带丝 爽口凉菜

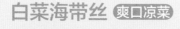

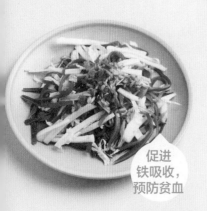

促进
铁吸收，
预防贫血

材料 白菜心250克，水
发海带100克。

调料 香菜碎20克，蒜
末10克，醋、香
油各5克，酱油3
克，白糖1克。

做法

❶ 白菜心洗净，切丝；水
发海带洗净，切丝，放

入沸水中煮10分钟，
捞出凉凉，沥干水分。

❷ 取盘，放入白菜丝和海
带丝，将所有调料制成
调味汁，浇在食材上，
拌匀即可。

冬瓜玉米焖排骨 美味炖菜

材料 猪排骨 200 克，冬瓜、玉米各 100 克。

调料 盐 1 克，葱段、蒜片、姜片、生抽各适量。

做法

❶ 猪排骨洗净，切块；冬瓜去皮及瓤，洗净，切块；玉米洗净，切段。

❷ 锅内倒油烧热，爆香蒜片、姜片，倒入排骨块翻炒，加入冬瓜块、玉米段及适量热水烧开，加盖焖 40 分钟。

❸ 加盐、生抽搅匀，继续焖 10 分钟，放入葱段即可。

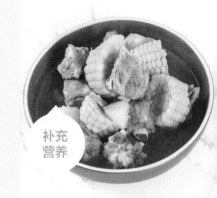

补充营养

海带绿豆汤 鲜美汤羹

材料 绿豆 60 克，水发海带 50 克。

调料 冰糖 5 克。

做法

❶ 水发海带洗净，切细丝，入沸水中稍焯，捞出沥干；绿豆淘洗干净，浸泡 3 小时。

❷ 锅内加适量清水，大火烧开后放入绿豆，再次煮沸后，下入海带丝，大火煮约 20 分钟，加冰糖转小火继续煮至绿豆软糯即可。

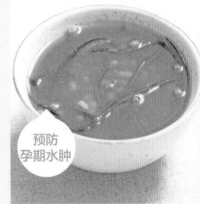

预防孕期水肿

牛油果苹果汁 健康饮品

材料 牛油果 40 克，苹果 60 克。

做法

❶ 苹果洗净，去皮及核，切丁；牛油果从中间切开，去核，取果肉。

❷ 将苹果丁、牛油果肉放入榨汁机中，加适量饮用水搅打均匀即可。

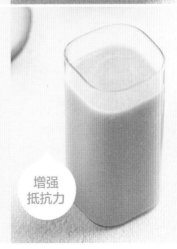

增强抵抗力

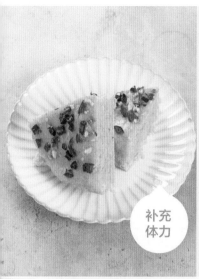

补充体力

红枣南瓜发糕 花样主食

材料 南瓜、面粉各100克，红枣2枚，酵母粉少许，葡萄干适量。

做法

❶ 南瓜洗净，去皮及瓤，切块，蒸熟，捣成泥，凉凉；红枣洗净，去核，切碎；酵母粉用温水化开并调匀；葡萄干洗净。

❷ 南瓜泥中加入面粉，倒入酵母水、适量清水揉成面团，放置发酵。

❸ 面团发至2倍大时，加红枣碎、葡萄干，上锅蒸30分钟，凉凉后切块即可。

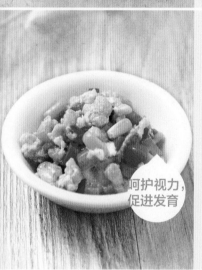

呵护视力，促进发育

彩色鱼丁 营养热炒

材料 鲤鱼500克，彩椒、柿子椒、玉米粒各50克，鸡蛋清1个。

调料 姜末、盐各4克，料酒8克，水淀粉20克，胡椒粉3克。

做法

❶ 将鲤鱼收拾干净，去掉鱼皮，将鱼肉去刺后切成小丁，盛入碗中，倒入鸡蛋清抓匀；彩椒、柿子椒洗净，去蒂及子，切小丁；玉米粒洗净。

❷ 锅内倒油烧热，炒香姜末，下入鱼丁滑炒至散，放入玉米粒、彩椒丁、柿子椒丁翻炒片刻。

❸ 倒入料酒、盐、胡椒粉炒匀，出锅前用水淀粉勾薄芡即可。

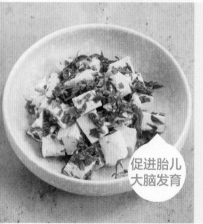

促进胎儿大脑发育

香椿拌豆腐 爽口凉菜

材料 香椿100克，豆腐300克。

调料 盐3克，香油少许。

做法

❶ 香椿洗净，入沸水焯烫后捞出，沥干，切碎；豆腐洗净，切丁，入沸水略焯，捞出沥干。

❷ 将香椿碎、豆腐丁加盐、香油，拌匀即可。

山药胡萝卜羊肉汤 (美味炖菜)

材料 羊肉200克，胡萝卜、山药各100克。

调料 盐2克，姜片、葱段、胡椒粉、料酒各适量。

做法

1. 羊肉洗净，切块，入沸水中焯烫，捞出冲净血沫；胡萝卜洗净，切厚片；山药去皮，洗净，切段。

2. 锅内倒油烧热，炒香姜片和葱段，放入羊肉块翻炒约5分钟。

3. 砂锅置火上，加入炒好的羊肉块、适量清水和料酒，大火烧开后转中小火炖约2小时，加入胡萝卜片、山药段再炖20分钟，加盐、胡椒粉调味即可。

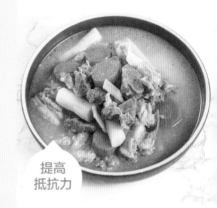

提高抵抗力

干贝竹笋瘦肉汤 (鲜美汤羹)

材料 竹笋丁200克，猪瘦肉末100克，鸡蛋1个，泡发干贝30克，枸杞子3克。

调料 盐适量，葱花少许。

做法

1. 鸡蛋打散，备用。

2. 锅热放油，炒香葱花，放猪瘦肉末、竹笋丁、干贝、枸杞子翻炒，加少许水煮至干贝熟透，调入盐，淋入蛋液稍煮即可。

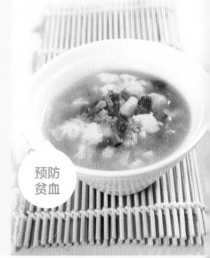

预防贫血

百香金橘汁 (健康饮品)

材料 金橘、百香果各50克。

做法

1. 金橘洗净，去皮及子，切块；百香果洗净，切开，取出果肉，放入杯中。

2. 将金橘块放入榨汁机中，加入适量饮用水搅打均匀后倒入装有百香果果肉的杯中即可。

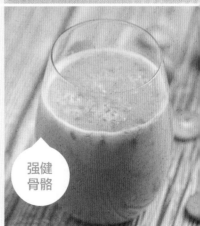

强健骨骼

故事胎教：
给胎宝宝讲故事

胎宝宝可能会对你讲的故事做出反应

在这个月，胎宝宝已经具有了相当发达的听觉，除了对声音有记忆力之外，胎宝宝还可以分辨出妈妈的声音。在听见外部声音的时候，他的心脏跳动会出现变快或变慢的反应，这是一种学习的表现。孕妈妈可以抓住这一契机，多讲一些有趣的小故事，让腹中的胎宝宝受到中华传统文化的熏陶。

虽然我们常说血浓于水，但亲情并不是只有血缘就够。真实情况是，兄弟姐妹之间的相处常常伴有争执、竞争和冲突。在这一过程中，父母可以通过恰当的方式帮孩子们解决矛盾，引导他们相亲相爱。家里有大宝的，可以讲一些兄弟姐妹互帮互助、相敬礼让的故事，在胎教时让大宝一起听。

故事推荐：《孔融让梨》

孔融是孔子第 20 代孙。他 4 岁的时候，邻居送来一筐梨，孩子们都去抢，孔融却站在一旁不动，等别人都拿完了，他才去拿了一个最小的梨。大家奇怪地问他："为什么不拿大梨呢？"他说："哥哥比我年纪大，应该吃大的，而我是弟弟，当然应该吃小的。"大家听了很感动，没想到他这么小就懂得谦让。

这件事情一时被传为佳话。

孔融敬兄并非只有这一件事情。他 16 岁那年，哥哥孔褒的一个朋友叫张俭，因为得罪了宦官侯览，跑到孔融家避难，当时哥哥不在家，孔融就把他藏了起来。后来被官兵发现，以窝藏罪把孔褒抓起来。孔融得知后便到衙门说："张俭是我藏起来的，应该由我承担责任，与哥哥无关。"孔褒说："张俭是我的朋友，找我避难，与弟弟无干。"兄弟争着要担责任。

孔融的故事告诉我们，兄弟姐妹应该互相谦让，互相爱护，千万不能因为争强好胜而伤了和气。

安全运动：
改善血液循环

幻椅式：促进身体灵活性

幻椅式，就是想象自己坐在椅子上，这个姿势会让孕妈妈背部变得强壮，使身体更灵活。

运动准则

1. 每次锻炼前要有 5 分钟的热身练习，运动结束时也要逐渐放缓。

2. 运动时最好选择木质地面或铺有地毯的地方，保证安全。

3. 运动时如果感到不舒服、气短和劳累，就休息一下，等好转后再继续运动。

4. 孕中期容易出现静脉曲张和水肿，可以做一些伸展四肢的运动，以促进血液循环，改善症状。

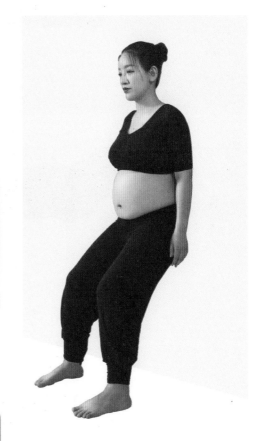

姿势指导

觉得不吃力的孕妈妈可以试着让臀部离开墙面。

站立，后背靠墙，双腿分开与髋同宽，屈膝慢慢下蹲，感觉大腿稍微吃力，停留，大腿用力收紧，膝盖不超过脚尖。

斜板式：帮助孕妈妈保持饱满的精神状态

斜板式重点锻炼的部位是手臂和腰腹，能让孕妈妈身体舒展，从而精力充沛。

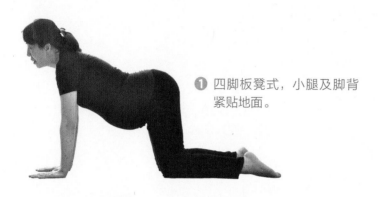

❶ 四脚板凳式，小腿及脚背紧贴地面。

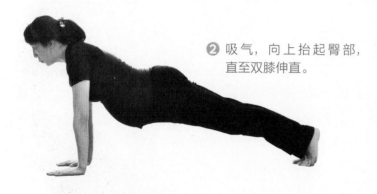

❷ 吸气，向上抬起臀部，直至双膝伸直。

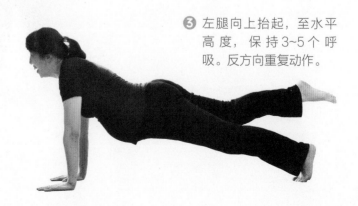

❸ 左腿向上抬起，至水平高度，保持3~5个呼吸。反方向重复动作。

背部放松运动：传递宝宝正能量

孕妈妈在运动过程中能增强信心，改善心情，而这种情绪会传递给胎宝宝，有积极的正面作用。背部放松运动动作难度不大，对放松背部和肩颈效果都不错。

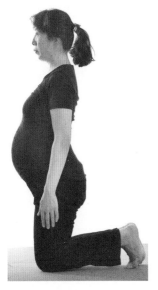

❶ 跪姿，背部挺直，脚趾支撑地面，双臂自然垂放在身体两侧。

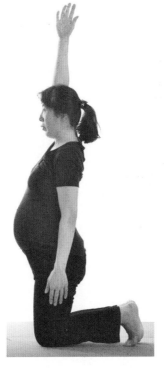

❷ 抬右臂，尽量向上伸展，掌心向内，大臂贴近耳朵。

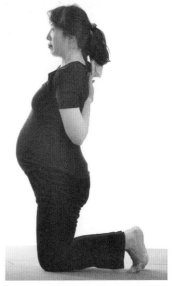

❸ 左臂向背后弯曲，右臂从前向后弯曲，双手指尖相触，尽量相扣，保持3~5秒。换方向重复动作。

手臂上抬伸展：强健肩部肌肉，舒展脊椎

妊娠时因为孕激素的影响，关节韧带松弛，子宫增大会压迫盆腔组织与神经，同时由于腹部增大，身体的重心会向后移。孕妈妈为了保持身体的平衡，腰向前突，时间长了容易出现颈椎、肩胛处疼痛或僵硬等不适。这组动作有助于拉伸颈部，舒展脊椎，还可以促进手臂血液循环，改善手臂水肿，纤细手臂。

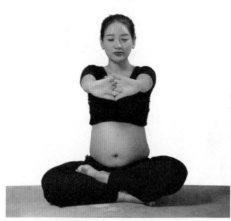

❶ 取坐姿，双手在体前十指交叉，手掌外翻，手臂向前伸展与肩同高。注意感受胸腔扩展、上提，肩胛骨向下沉。

❷ 吸气，手臂向头顶伸展，掌心向上，拉伸躯干，保持3个呼吸，然后呼气，放松还原。

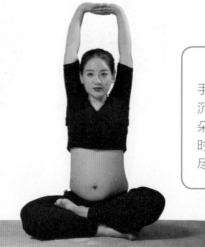

姿势指导

手臂向前伸展时肩部下沉，体会肩膀远离耳朵。手臂向头顶伸展时，手臂向耳后靠拢，尽量保持手臂伸直。

第七章

怀孕第7个月

（孕 25~28 周）

孕妈妈和胎宝宝的变化

由于大腹便便，孕妈妈重心不稳，所以在上下楼梯时必须十分小心，避免剧烈的运动，更不宜做压迫腹部的姿势。

有可能会出现轻度下肢水肿，这是常见现象，对胎宝宝的生长发育及母体的健康影响不大。

到了孕中晚期，腰酸、大腿酸痛、耻骨痛等疼痛都有可能出现，还容易发生尿频。

孕妈妈
容易
气喘吁吁

胎宝宝
器官
发育成熟

皮肤皱纹会逐渐减少，皮下脂肪仍然较少，有了明显的头发。男孩的阴囊明显；女孩的小阴唇已明显突起。脑组织开始出现皱缩样，大脑皮层已很发达，开始能分辨妈妈的声音，同时对外界的声音有所反应；感觉光线的视网膜已经形成。

胎宝宝的四肢已经相当灵活，可在羊水里自如地"游泳"，胎位不能完全固定，还可能出现胎位不正。

产检前看一下，
省时省力一次过

糖筛需要空腹

孕妈妈去医院做糖筛检查前，至少要空腹 8 小时，检查当天早晨不可以吃东西，也不可以饮水。

糖粉要全部溶于水中

在喝葡萄糖粉时，要充分搅拌，让糖粉全部溶于水中之后再饮用，且要避免喝时糖水洒出来，否则会影响检测的准确性。

糖筛的前三天应正常饮食

在准备做糖筛的前三天，孕妈妈要确保正常饮食，不可以人为地控制糖分的摄入，否则检查时无法得到真实的结果。

糖筛高危要做糖耐量试验

如果孕妈妈的糖筛结果显示高危，并不能说明其患有妊娠糖尿病，还需进行口服葡萄糖耐量试验确诊。此外，糖筛结果正常的孕妈妈不必做糖耐量试验，但也要注意控制增重速度，做到均衡饮食、规律运动。

**马大夫
特别叮嘱**

妊娠糖尿病的自我检测

孕妈妈如果担心自己患有妊娠糖尿病，可通过以下内容进行自我检测。
1. 孕妈妈年龄在 35 周岁以上。
2. 孕妈妈有慢性高血压病，反复出现感染。
3. 肥胖，多次自然流产。
4. 妊娠胎儿比孕周要大或者曾分娩过巨大儿。
5. 羊水过多。
6. 曾有过找不到原因的早产、死胎、死产、新生儿畸形史和死亡史。
7. 近亲中有糖尿病患者。
8. 患有多囊卵巢综合征。
9. 前次怀孕患妊娠糖尿病。
如果您符合其中的一条，就要引起注意，需要尽早做好产前各项检查及糖筛。

糖尿病空腹
1 小时、2 小时血糖值

教你看懂糖筛（GCT）化验单

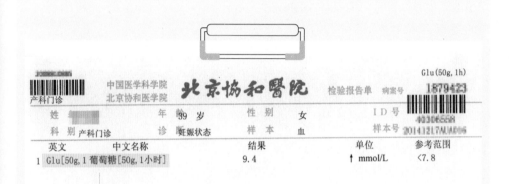

Glu(50g, 1h)

| | 中国医学科学院 | **北京协和醫院** | 检验报告单 | 病案号 | 1879423 |
| 产科门诊 | 北京协和医学院 | | | | |

| 姓 | | 年 龄 | 39 岁 | 性 别 | 女 | I D 号 | 40306558 |
| 科 别 | 产科门诊 | 诊 断 | 妊娠状态 | 样 本 | 血 | 样本号 | 20141217AUA006 |

英文	中文名称	结果	单位	参考范围
1 Glu[50g,1	葡萄糖[50g,1小时]	9.4	↑ mmol/L	<7.8

葡萄糖【50 克，1 小时】（Glu）

孕妈妈将 50 克葡萄糖溶于 200 毫升水中，5 分钟内喝完。从开始服糖计时，1 小时后抽微量血或静脉血测血糖值，血糖值 ≥ 7.8mmol/L，为葡萄糖筛查阳性，应进一步进行 75 克葡萄糖耐量试验（OGTT）。

糖筛查试验（GCT）

这是血糖高低的指标。体内葡萄糖主要来源于食物中的碳水化合物，肝脏具有合成、分解与转化糖的功能。无论是否处于妊娠期，静脉血浆葡萄糖值为空腹 ≥ 7.0mmol/L，喝糖水后 2 小时 ≥ 11.1mmol/L，就可确诊为糖尿病。

教你看懂葡萄糖耐量（OGTT）化验单

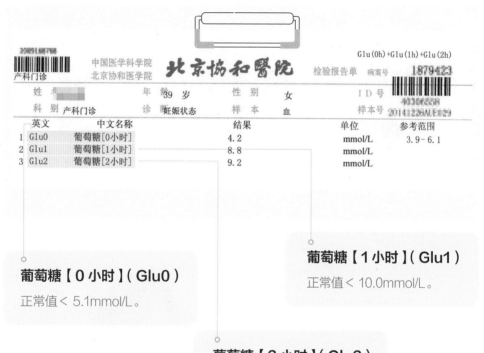

Glu(0h)+Glu(1h)+Glu(2h)

中国医学科学院
北京协和医学院

北京协和醫院

产科门诊

检验报告单　病案号 1879423

| 姓 名 | | 年 龄 | 39 岁 | 性 别 | 女 | ID号 | |
| 科 别 | 产科门诊 | 诊 断 | 妊娠状态 | 样 本 | 血 | 样本号 | |

	英文	中文名称	结果	单位	参考范围
1	Glu0	葡萄糖[0小时]	4.2	mmol/L	3.9-6.1
2	Glu1	葡萄糖[1小时]	8.8	mmol/L	
3	Glu2	葡萄糖[2小时]	9.2	mmol/L	

葡萄糖【0小时】（Glu0）

正常值 < 5.1mmol/L。

葡萄糖【1小时】（Glu1）

正常值 < 10.0mmol/L。

葡萄糖【2小时】（Glu2）

正常值 < 8.5mmol/L。

葡萄糖耐量试验（OGTT）

是检查人体糖代谢调节功能的一种方法。孕妈妈正常饮食3天后，禁食8~14小时，抽血测空腹血糖，然后在5分钟内喝完含葡萄糖粉75克的300毫升糖水。从开始服糖计时，分别于服糖水后1小时、2小时抽取静脉血，检测血糖值。有任何一项指标超标，需要去营养科挂号咨询，或及时就诊。

马大夫
特别叮嘱

确诊后，应配合医生进行治疗

诊断为妊娠糖尿病后，应按医嘱监测血糖，控制血糖。严密监测糖尿病孕妈妈的血压、心肝肾功能、视网膜病变及胎儿健康状况。密切监测胎儿大小及有无畸形，定期查胎心。如有危险信号出现，应立即住院治疗。

上班族孕妈午餐控糖方案

自带午餐，注意粗细搭配

1.带3个盒子：一个盒子装主食，最好粗细搭配；一个盒子装需要加热的菜肴，荤素比例1:2，蔬菜尽量多装；一个盒子装水果或凉菜。主食中加点粗粮，不会让血糖升高太快。

2.宜选择适合再次加热的、有控糖效果的蔬菜，如苦瓜、黄瓜、芹菜、番茄等。蔬菜头天晚上做好之后立刻分装，冷却后直接放入冰箱保存，不要装剩菜。

3.荤食宜选择少油的。如果菜里有油，先控油再装盒。

外卖盒饭

1.点外卖时不要贪便宜，不要吃食材不新鲜、太油腻或太咸的外卖。在孕期，孕妈妈和胎宝宝的健康是第一位的。

2.为了补充蔬菜不足的问题，可以选小份盒饭，或与别人拼一套质量好点的盒饭，只吃一半米饭，一半肉。因为精米和脂肪摄入过多会让血糖骤升。

餐厅拼餐

1.蒸、炖、煮、凉拌都是少油脂的烹饪方法。所以，要多点凉菜和蒸煮炖菜，少点炒菜，不点油炸菜。

2.如果4个人拼餐，可以点4个菜，以冷热2个蔬菜、2个冷荤或2个炖煮荤素搭配菜为好。

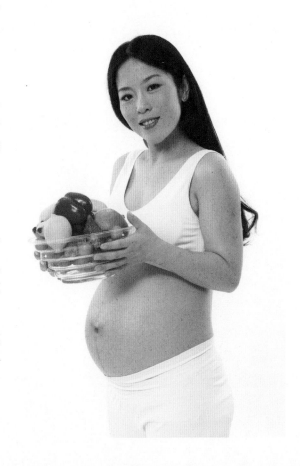

长胎不长肉的营养关键

膳食纤维促进肠道蠕动，帮助排便

孕妈妈可在饮食中适量增加富含膳食纤维的食物，能促进肠道蠕动、保护肠道健康、预防便秘。膳食纤维还能帮助孕妈妈控制体重，预防龋齿、糖尿病、乳腺病、结肠癌等多种疾病。

膳食纤维有可溶性和不可溶性，不是带筋食物含量就高

膳食纤维根据水溶性的不同分为可溶性和不可溶性两种。可溶性膳食纤维主要存在于水果和蔬菜中，如胡萝卜、柑橘、绿叶菜、魔芋、海带，尤其是橙子、橘子等柑橘类水果中含量较多。不可溶性纤维主要存在于谷类、豆类食物中，如谷物的麸皮、全谷粒、坚果类、干豆等，并不是带筋食物含量就高。

蔬果、粗粮、豆类都是膳食纤维好来源

蔬果、粗粮、豆类都含有丰富的膳食纤维，常见食物来源有银耳、木耳、紫菜、大豆、豌豆、荞麦、绿豆、红枣、玉米、燕麦、石榴、猴头菇、桑葚、西蓝花、白菜等。

孕妈妈每天需要 25 克膳食纤维

建议孕妈妈每天摄入 25 克左右的膳食纤维，每天大约吃 60 克魔芋、50 克豌豆和 75 克荞麦馒头就够了。

60 克魔芋　＋　50 克豌豆　＋　75 克荞麦馒头

注：此处的食材类别和克数是建议用量，读者可根据实际情况摄取

每天最好吃 20 种食物

避免饮食单一，种类越多越好

孕妈妈每天宜摄入多样的食物种类，确保膳食结构合理和营养均衡，避免饮食单一对母体和胎儿的不利影响。孕妈妈可以选取以下食物种类：蔬果类、粮食类、肉蛋奶类、坚果类、豆类、水产品类等，最好保证每天摄入食物的种类有12 种以上。

五谷豆类，粗细混搭，每天至少吃 4 种

1 种面食
玉米面、小麦面、荞麦面、燕麦面、豆面等面食类，任选其中1 种。例如：荞麦面条、玉米面饼等

1 种豆类
孕妈妈可选择红豆、黑豆、青豆、绿豆等其中1 种。例如：红豆粥、绿豆糕等

2 种米食
孕妈妈可在米类中选择 2 种：小米、黑米、大米、高粱米、糯米等。如：小米粥、黑米粥。也可以粗细粮搭配吃，例如：燕麦和大米做成的米饭、红豆与大米熬的粥等

水果每天任选 2 种

水果中含有丰富的维生素、膳食纤维等营养物质，孕妈妈每天宜摄入低糖的新鲜水果 200~300 克。有些水果带有天然酸味，且含有较多的维生素 C、果胶，比如橙子、橘子、柚子等，非常适合口味喜酸的孕妈妈。

蔬菜至少 4 种

蔬菜中含有丰富的膳食纤维、矿物质和维生素，孕妈妈每天宜摄入蔬菜300~500 克。其中，绿色蔬菜、黄色蔬菜、红色蔬菜、黑色蔬菜等有色蔬菜营养更加丰富，宜多食用。

肉类至少 1 种

肉类是蛋白质、维生素及各种矿物质的良好来源，孕妈妈每天宜摄入40~75 克的肉类，也可经常吃一些新鲜的海产品，如鱼肉、虾皮。

蛋类每天 1 种

蛋类是含优质蛋白质的天然食品，且含有丰富的 B 族维生素、叶酸及脂溶性维生素，孕妈妈每天可选任何一种蛋类食用，如鸡蛋、鸭蛋、鹌鹑蛋、鹅蛋等。制作时最好不要油煎，做成蛋羹或直接煮着吃最好。

每天来点奶及奶制品

牛奶、羊奶等奶类营养成分齐全、易消化吸收，且含有丰富的蛋白质、维生素 A、维生素 B_2 及钙、磷、钾等多种矿物质，是孕妈妈膳食中钙的最佳来源。从孕中期开始，孕妈妈每天宜摄入 300~500 毫升的牛奶。喝奶后腹泻的孕妈妈，可选择饭后喝或改为酸奶，也可以食用奶酪等奶制品。

豆制品 1 种，排除豆泡

豆制品如豆腐、豆浆、豆皮等含有丰富的植物性蛋白、B 族维生素及矿物质等，孕妈妈每天宜摄入 20 克大豆（相当于 50~100 克的豆制品），此外，孕妈妈选择豆制品时，宜排除豆泡、炸豆腐等，因为这类豆制品在加工过程中可能添加了过多化学成分，且含有较多脂肪和盐分，对孕妈妈健康不利。

每天任选 1 种坚果，一掌心的量就够

花生、腰果、核桃、葵花子、开心果、杏仁等坚果类食品，孕妈妈每天可选择其中一种食用。坚果类富含多不饱和脂肪酸、维生素 E 和锌，可促进食欲，帮助排便，对孕期食欲不振、便秘都有好处。但是坚果类油性比较大，而孕妈妈的消化功能相对较弱，过量食用很容易引起消化不良，每天一掌心的量就足够了。

👍 营养搭配食谱推荐

藜麦蔬菜粥 （花样主食）

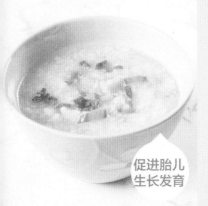

促进胎儿
生长发育

材料 大米30克，藜麦、胡萝卜、油菜、玉米粒、山药各20克。

做法

① 大米、藜麦分别洗净；胡萝卜洗净，切丁；油菜洗净，切碎；玉米粒洗净；山药去皮，洗净，切丁。

② 锅内倒入适量清水烧开，放入藜麦、大米大火煮开，再放入胡萝卜丁、玉米粒、山药丁、油菜碎煮熟即可。

荷塘小炒 （营养热炒）

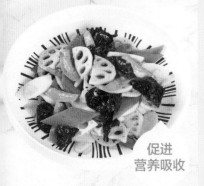

促进
营养吸收

材料 水发木耳、胡萝卜、山药、荷兰豆各30克，莲藕50克。

调料 蒜末3克，盐1克。

做法

① 水发木耳洗净，撕小朵；胡萝卜去皮，洗净，切菱形片；山药去皮，洗净，切薄片；荷兰豆去老筋，洗净；莲藕去皮，洗净，横向一切为二，切薄片。

② 锅置火上，倒适量清水烧开，依次将木耳、胡萝卜片、山药片、荷兰豆、莲藕片焯水，捞出。

③ 锅内倒油烧热，爆香蒜末，放入所有材料，翻炒3分钟至熟，加盐调味即可。

麻酱豇豆 （爽口凉菜）

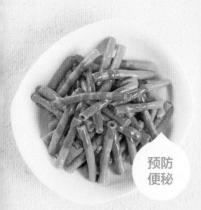

预防
便秘

材料 豇豆200克，芝麻酱10克。

调料 盐1克。

做法

① 豇豆去老筋，洗净，切寸段，放入沸水中煮10分钟，捞出沥干，放在碗中。

② 将芝麻酱加少许饮用水、盐调匀，淋在豇豆上拌匀即可。

罗非鱼豆腐玉米煲 美味炖菜

材料 罗非鱼块100克，豆腐块200克，玉米段80克。

调料 姜片、葱花各少许，盐适量。

做法

❶ 锅热放油，放入罗非鱼块，煎至两面微黄，盛出备用。

❷ 砂锅置火上，放入玉米段、鱼块、姜片，加水没过鱼块，大火烧开后放入豆腐块，转小火炖至汤汁呈奶白色，加盐、葱花调味即可。

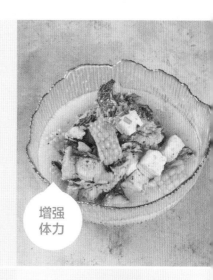

增强体力

红薯红豆汤 鲜美汤羹

材料 红薯150克，红豆50克。

做法

❶ 红薯洗净，去皮，切小块；红豆洗净，浸泡4小时。

❷ 锅置火上，放入红薯块、红豆，加入适量清水，大火煮开后改小火煮20分钟即可。

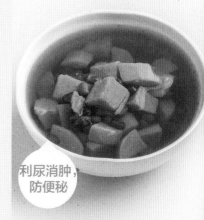

利尿消肿，防便秘

菠萝柚子汁 健康饮品

材料 柚子30克，菠萝50克。

调料 盐少许。

做法

❶ 柚子去皮及子，切小块；菠萝去皮，切小块，放入淡盐水中浸泡15分钟，捞出冲净。

❷ 将上述食材放入榨汁机中，加入适量饮用水搅打均匀即可。

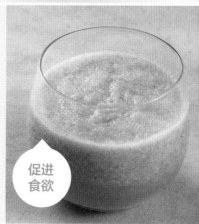

促进食欲

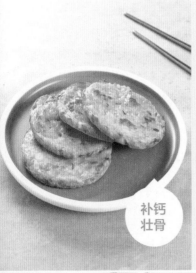

补钙
壮骨

黄鱼小饼 花样主食

材料 黄鱼肉100克，牛奶30克，洋葱40克，鸡蛋1个。

调料 淀粉10克，盐适量。

做法

❶ 黄鱼肉洗净，剁成泥；洋葱洗净，切碎；鸡蛋打散备用。

❷ 将黄鱼肉泥、洋葱碎、鸡蛋液搅拌均匀，加牛奶、盐、淀粉搅匀成鱼糊。

❸ 平底锅倒油烧热，放入鱼糊煎至两面金黄即可。

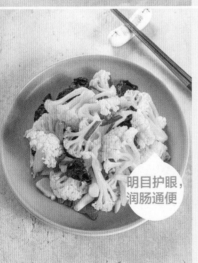

明目护眼，
润肠通便

家常炒菜花 营养热炒

材料 菜花100克，胡萝卜、水发木耳各20克。

调料 青蒜10克，蒜碎5克，盐1克。

做法

❶ 菜花洗净，切小朵；胡萝卜去皮，洗净，切片；水发木耳洗净，撕小朵；上述食材焯水备用；青蒜洗净，切段。

❷ 锅内倒油烧热，煸香蒜碎，放入菜花、胡萝卜片、木耳、青蒜段翻炒至熟，加盐调味即可。

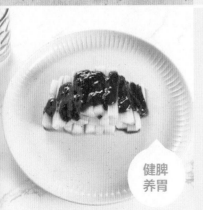

健脾
养胃

蓝莓山药 爽口凉菜

材料 山药150克，蓝莓酱适量。

做法

❶ 山药洗净，去皮，切长条，放入沸水中煮熟，捞出凉凉。

❷ 将山药条摆在盘中，淋上蓝莓酱即可。

海带结炖腔骨 美味炖菜

材料 海带结100克，羊腔骨300克。

调料 盐1克，姜片5克，葱末少许。

做法

❶ 海带结洗净；羊腔骨剁成小块，洗净，冷水下锅焯水，煮至没有血水，捞出洗净。

❷ 砂锅置火上，加入腔骨，倒入海带结、姜片及适量水，大火煮开后转小火煮50分钟，加盐调味，撒葱末即可。

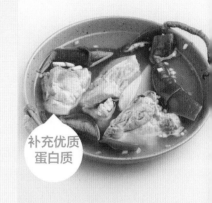

补充优质蛋白质

牡蛎豆腐汤 鲜美汤羹

材料 净牡蛎肉150克，豆腐300克。

调料 胡椒粉、葱花各适量，盐2克。

做法

❶ 牡蛎肉沥干水分；豆腐洗净，切块待用。

❷ 锅中水烧开，放入牡蛎肉焯烫一下，捞起备用。

❸ 另烧开一锅水，倒入豆腐块、盐、胡椒粉，加入牡蛎肉，煮至牡蛎肉熟，撒入葱花即可。

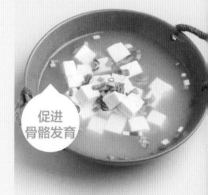

促进骨骼发育

桂圆红枣豆浆 健康饮品

材料 大豆、桂圆肉各30克，红枣2枚。

做法

❶ 大豆洗净，浸泡10小时；红枣洗净，去核，切碎。

❷ 把大豆、桂圆肉、红枣碎一同倒入全自动豆浆机中，加水至上下水位线之间，煮至豆浆机提示豆浆做好即可。

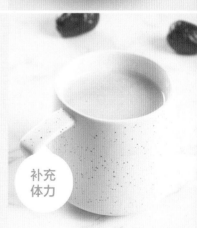

补充体力

美育胎教：
让胎宝宝感受大自然的美好

什么是美育胎教

欣赏名画、书法、雕塑及戏剧，观赏舞蹈、影视等文艺作品，接受美的艺术熏陶，家庭绿化、居室布置等活动，都属于美育胎教的范畴。观赏大自然的优美风光，把内心感受描述给胎宝宝听也是美育胎教。

今天就进行一次"森林浴"吧

孕妈妈多到大自然中欣赏美景，可以促进胎宝宝大脑的发育。大自然中空气新鲜，常呼吸新鲜空气对孕妈妈和胎宝宝的健康也很有好处。

空闲的时候，孕妈妈可以跟准爸爸一起到附近公园的小树林里散散步，选择树木茂盛的地方，尽情地享受一次"森林浴"。

"森林浴"的最佳时间

进行"森林浴"的最佳时间是树木繁盛的春末到初秋季节。这段时间温度和湿度适宜，植物会释放大量植物杀菌素，让人感觉心旷神怡。此外，一天当中最好的时段是上午8点~10点。

"森林浴"的最佳方法

进行"森林浴"时，要保持内心平和，一边呼吸新鲜空气，一边给胎宝宝描述你所看到的景物，比如路边的花草、树木、蜜蜂、蝴蝶等。

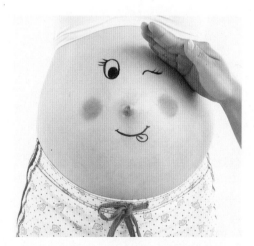

孕妈妈美的言行举止也是美育胎教的一个方面。如果孕妈妈有优雅的气质、饱满的情绪和文明的举止，都是来源于自身的一种美

安全运动：
消耗热量，控制体重

树式瑜伽：增强孕妈妈平衡感，帮助消耗热量

树式瑜伽可以增强孕妈妈的平衡感，使孕妈妈更适应孕期生活。同时在运动的过程中要使用核心力量，可帮助身体消耗热量，还有助于拉伸四肢肌肉，促进血液循环，增强脚腕的力量。

运动准则
1. 注意力需集中。
2. 坚持每天练习。

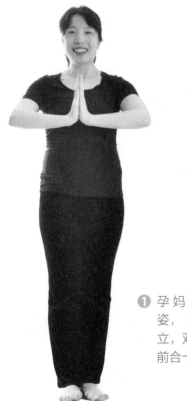

① 孕妈妈呈站姿，双腿并立，双手于胸前合十。

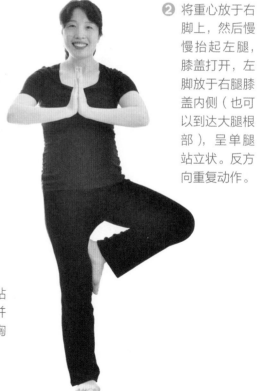

② 将重心放于右脚上，然后慢慢抬起左腿，膝盖打开，左脚放于右腿膝盖内侧（也可以到达大腿根部），呈单腿站立状。反方向重复动作。

跪姿平衡：可以提升平衡感，增强腿部和背部力量

　　随着子宫增大，孕妈妈的负担变重，经常做跪姿平衡运动，可以提升平衡感，还能增强腿部和背部的力量，舒缓腰背部的不适感。

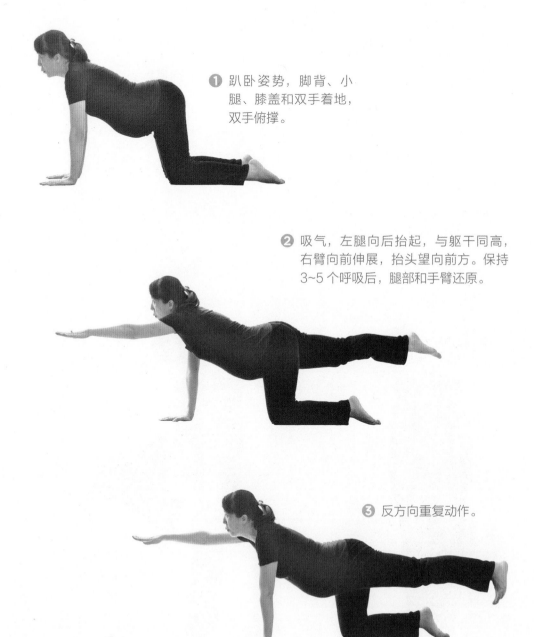

❶ 趴卧姿势，脚背、小腿、膝盖和双手着地，双手俯撑。

❷ 吸气，左腿向后抬起，与躯干同高，右臂向前伸展，抬头望向前方。保持3~5个呼吸后，腿部和手臂还原。

❸ 反方向重复动作。

门闩式：柔软身体，让胎宝宝感觉更舒服

门闩式运动可以拉伸孕妈妈的背部，有助于增强腰腹部血液循环。经常练习能让身体更柔软，也会让胎宝宝感觉更舒服。

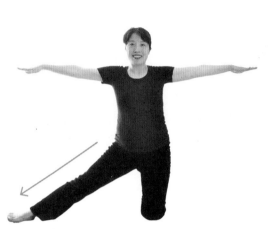

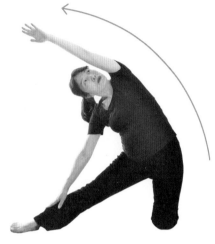

❶ 跪姿，挺直腰背，右腿向右侧伸直，吸气，双手侧平举。

❷ 呼气，上身缓慢向右侧弯曲到最大限度，右手落在右腿上，左臂向头顶上方拉伸。

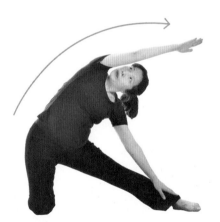

❸ 吸气，慢慢抬起上身，收回右腿，还原到初始姿势，再做对侧练习。

姿势指导

觉得不吃力的孕妈妈可以试着让双手举过头顶。

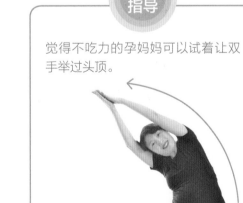

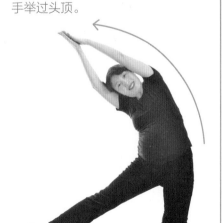

桥式：有助于促进胎宝宝生长

桥式运动可以增加腰、臀、腿部的力量，还有助于放松紧张的肩颈。孕妈妈的身体舒展了，可促进胎宝宝的生长。

① 平躺于地面上，屈膝，双脚分开与肩同宽，手臂平放在身体两侧，掌心朝下。

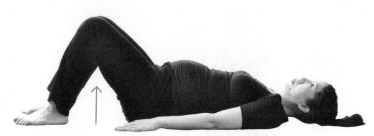

② 臀部收紧，抬起骨盆，慢慢向上抬起臀部，脊椎缓慢离开地面，直到臀部达到最高位置。

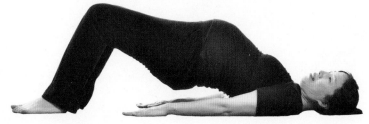

③ 左腿抬起，左脚放于右膝上，保持3~5个呼吸后，恢复初始姿势。反方向重复动作。

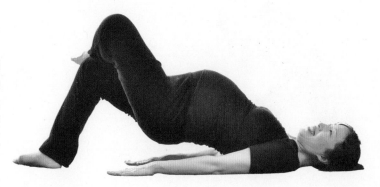

第 八 章

怀孕第 8 个月
（孕 29~32 周）

孕妈妈和胎宝宝的变化

孕妈妈的肚子越来越大，有时会感到呼吸困难。

孕妈妈
会感到呼吸困难

乳头周围、下腹及外阴部的颜色越来越深，肚脐可能被撑胀向外凸出；妊娠纹和脸上的妊娠斑可能更为明显了。

妊娠水肿可能会加重；阴道分泌物增多，排尿次数也更频繁；还可能会出现失眠、多梦，进而加重紧张和不安。

胎宝宝
可以控制体温

眼睛能辨认和跟踪光源。

第 31 周，胎宝宝的大脑中枢神经已经成熟到可以控制自己的体温；已经长出胎发；皮肤的触觉已发育完全，皮肤由暗红变成浅红色；肺和胃肠功能已接近成熟，能分泌消化液了。男宝宝的睾丸这时正处于从肾脏附近的腹腔，沿腹沟向阴囊下降的过程中；女宝宝的阴蒂已突现出来，但并未被小阴唇所覆盖。

胎宝宝的手指甲已很清晰。身体和四肢还在继续长大。

产检前看一下，
省时省力一次过

水肿检查

    随着孕周的逐渐增加，孕妈妈的身体负担也跟着加重，一些不适症状也随之而来，大部分孕妈妈会出现水肿。做水肿检查能帮助孕妈妈及时发现妊娠高血压综合征，及早诊治。

安静下来再测量血压

    孕妈妈在医院挂号处、缴费处及不同的诊室之间来回走动，这时去测血压，结果很容易不准确。可以先休息 15 分钟左右，平静一会儿再去测量血压。

空腹不宜做心电图检查

    在做心电图检查之前，孕妈妈可以先吃点东西。因为空腹做心电图检查容易出现低血糖，从而使心跳加速，无法反映出真实的结果。

刚结束运动也不宜做心电图
检查

    运动会使心跳加快，所以刚运动完的孕妈妈可以先休息一会儿，等到心跳节奏稳定下来，再去做心电图检查。

水果中富含维生素 C 和钾等多种降压营养素，经常吃些水果或喝果汁有助于控制血压

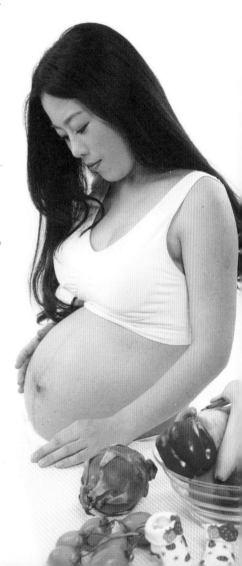

做好水肿检查，
预防妊娠高血压

水肿检查通常采用哪些方法

　　水肿检查时，医生一般采用指压法，遇到水肿严重的情况，还会采用其他方法来检查。如果水肿不易消退，医生会给孕妈妈定期测量血压，预防妊娠高血压的出现。

水肿检查的具体方法（指压法）：

医生用手指按压孕妈妈的腿部，若指压时出现明显凹陷，恢复缓慢，就表示有水肿情况。如果休息一会儿，水肿并未消退，就需要测量血压。

水肿严重时，医生还会给孕妈妈做以下检查：

24小时尿蛋白定量、血常规、红细胞沉降率测定、血尿素氮、肌酐、肝功能、眼底检查、肾脏B超、心电图、心功能测定。具体需要做哪项检查，医生会根据孕妈妈的身体情况来选择，不用过多担心。

孕期水肿不容忽视

　　造成水肿的一个原因是胎儿发育、子宫增大有可能会压迫到孕妈妈的静脉，使血液回流受阻，下肢出现水肿；另一个是孕期全身疾病的表现，也可能是妊娠高血压引起的，这种水肿即使卧床休息也无法消退，需要孕妈妈引起重视。

预防和减轻水肿的方法

　　充足的休息以及适当的饮食调养能够帮助孕妈妈预防和减轻妊娠水肿。孕期吃些西瓜、薏米、茄子、芹菜等利尿消肿的食物，不吃难消化、易胀气的食物。孕妈妈平时可穿着弹性袜，也可穿宽松的拖鞋，睡觉时将双脚抬高，并以左侧位睡姿来预防水肿。上班族孕妈妈工作时可将脚放在搁脚凳上，这样可缓解足部压力，能预防并减轻水肿。

长胎不长肉的营养关键

增加多不饱和脂肪酸，尤其是 DHA 的摄入

孕晚期是胎宝宝的大脑发育高峰，脑细胞增殖分化迅速，需要更多的营养，视网膜也开始发育，因此摄入不饱和脂肪酸尤其是 DHA 非常重要。

鱼、虾、坚果等中的 DHA 含量较丰富，一般每周进食 2～3 种水产品，烹调用油可选用亚麻子油、核桃油等 α- 亚麻酸丰富的植物油。

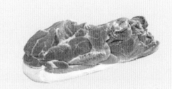

维生素 B_1 的主要来源

- 水产品中的深海鱼
- 谷类中的小米、面粉
- 蔬菜中的豌豆、蚕豆、毛豆
- 动物性食物中的畜肉、动物内脏、蛋类

马大夫
特别叮嘱

多吃糖会损耗体内的维生素 B_1

进食过多白糖、糖果等需要大量的维生素 B_1 和钙来代谢，容易导致体内的维生素 B_1 不足和钙缺乏，所以孕妈妈不能过多吃糖。

储存充足的维生素 B_1

从孕 8 月开始，孕妈妈可适当多吃些富含维生素 B_1 的食物。如果维生素 B_1 摄入不足，孕妈妈容易呕吐、倦怠、体乏，还可能会影响分娩时子宫的收缩，使产程延长，导致分娩困难。

少食多餐，减轻胃部不适

孕晚期胎宝宝的体形迅速增大，孕妈妈的胃受到压迫，饭量也随之减少。有时孕妈妈感觉吃饱了，但实际上并未满足营养的摄入需求，所以应该少食多餐。

孕妈妈要多吃一些蛋、鱼、肉、奶、蔬菜等，主要是为了增加蛋白质和钙、铁的摄入量，以满足胎宝宝生长的需要。饮食宜选择体积小、营养价值高的高营养密度食物，如动物性食物等，减少一些谷类食物。要注意热量不宜增加过多，还要适当限制盐和糖的摄入量，同时定期称体重，观察尿量是否正常。

避免营养过剩

控制体重增长，每周最多增加 0.5 千克

整个孕期，孕妈妈体重增长 12.5 千克是比较合理的，到孕晚期每周最多增加 0.5 千克。如果孕妈妈孕期体重增长超过 15 千克，不仅会增加妊娠高血压等并发症的风险，也会增加孕育巨大儿的风险，同时造成难产等。因此孕妈妈一定要注意控制体重，热量的摄入要适中，避免营养过剩。

孕晚期蛋白质的每日摄入量要增加至 85 克

孕晚期是胎宝宝发育最快的时期，每日蛋白质的摄入量要增加到 85 克为宜。蛋白质摄入不足是导致妊高征发生的危险因素，所以孕妈妈每天都要保证充足的蛋白质摄入，并注意优质蛋白质的比例应达到总蛋白质摄入量的一半。可通过瘦肉、蛋类、大豆及其制品等食物补充。

面粉 100 克
薏米 100 克　+　罗非鱼 100 克　+　鸡胸肉 100 克　+　大豆 50 克
小米 100 克

注：以上可提供蛋白质约 85 克，为一日膳食蛋白质的主要来源，不足的部分可通过蔬菜、水果、薯类等获得。

蛋白质要以植物性食物为主要来源

动物性蛋白质中的必需氨基酸种类齐全、比例合理，易消化、吸收和利用，但是对于孕晚期需要控制体重、避免营养过剩的孕妈妈来说，蛋白质的摄取应以植物性食物为主，如谷类、豆类、坚果类等都是蛋白质的好来源。但并不是完全不能摄入动物性蛋白质，可以适当选择高蛋白、低脂肪的鱼、禽肉、瘦肉等。

在植物性食物中，米、面粉所含蛋白质缺少赖氨酸，豆类蛋白质则缺少蛋氨酸，混合食用可实现互补。在米面中适当加入豆类，可明显提高蛋白质的营养价值及利用率。

注意控制盐分和水分的摄入，预防水肿

盐中所含的钠会使水分潴留体内，成为引发水肿、高血压、蛋白尿等妊娠高血压疾病的原因之一。为了预防这些疾病，孕妈妈饮食要清淡，尽量避免在外就餐。

脂肪摄入不过量，以不饱和脂肪酸为主

脂肪对孕妈妈和胎儿都十分重要，但是如果摄入量明显大于消耗量，也会影响身体健康，导致孕妈妈体重增加过快，增加妊娠高血压、妊娠糖尿病的发病风险，甚至会使胎儿体重超重，导致分娩困难等。

故在脂类的选择上，要注意多吃含有不饱和脂肪酸的食物，如各种鱼类、坚果等。

继续补充钙和铁

孕晚期，孕妈妈需要继续补充钙和铁。钙能促进胎儿的骨骼和牙齿发育，还可以帮助孕妈妈预防缺钙及妊高征；铁可以预防孕妈妈贫血。

奶及奶制品、虾皮、豆类及豆制品、芝麻等食物中含有丰富的钙质。动物肝脏、动物血、瘦肉、蛋黄、海带、紫菜等食物中铁含量较高。

补充铜元素能预防早产

铜元素是无法在人体内储存的，所以必须每天摄取。孕妈妈如果摄入不足，就会影响胎儿的正常发育。孕晚期如果缺铜，会使胎膜的弹性降低，容易造成胎膜早破而早产。

补充铜元素的最好办法是食补，含铜丰富的食物有口蘑、海米、榛子、松子、花生、芝麻酱、核桃、猪肝、大豆及豆制品等，孕妈妈可选择食用。

孕妈妈控制食盐摄入的妙招

1. 使用香味浓郁的调料代替盐，比如葱、姜、蒜、醋等，提高菜品口感。
2. 利用番茄和柠檬这些气味浓郁的蔬菜和水果来调味。
3. 煮汤时多放菜，也可以使汤中的盐分减少。
4. 尽量少吃快餐和饼干，这些食物中钠含量较高。

营养搭配食谱推荐

荞麦蒸饺 花样主食

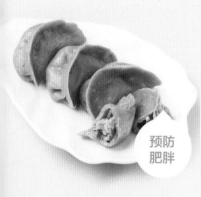

预防肥胖

材料 荞麦粉150克，韭菜100克，虾仁50克，鸡蛋1个。

调料 姜末适量，盐、香油各2克。

做法

❶ 韭菜洗净，切末；虾仁洗净，去虾线，切小丁；鸡蛋打散，炒熟盛出。

❷ 将韭菜末、虾仁丁、鸡蛋、姜末放入盆中，加盐、香油拌匀制成馅。

❸ 荞麦粉加适量温水和成面团，切成剂子，擀成饺子皮，包入馅，做成饺子，送入烧沸的蒸锅中大火蒸20分钟即可。

肉末烧海带 营养热炒

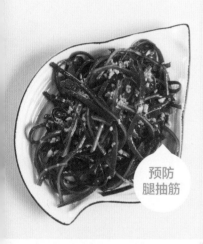

预防腿抽筋

材料 水发海带250克，猪里脊50克。

调料 盐1克，酱油5克。

做法

❶ 水发海带洗净，切丝；猪里脊洗净，切肉末。

❷ 炒锅置火上，倒入油烧至七成热，加肉末炒熟。

❸ 倒入海带丝翻炒均匀，加酱油和少许清水烧至海带软烂，用盐调味即可。

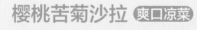

樱桃苦菊沙拉 爽口凉菜

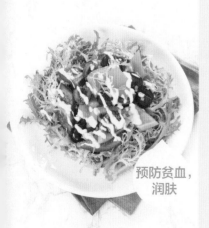

预防贫血，润肤

材料 樱桃200克，苦菊100克，彩椒150克，酸奶适量。

做法

❶ 樱桃洗净，去核；苦菊洗净，切段；彩椒洗净，切块。

❷ 将准备好的食材放入盘中，淋上酸奶，拌匀即可。

红菇炖鸡 美味炖菜

材料 鸡肉300克，红菇50克。

调料 葱段、姜片各5克，料酒适量，盐2克。

做法

❶ 鸡肉洗净，切块，焯水；红菇洗净。

❷ 锅内倒油烧热，炒香葱段、姜片，放入鸡块、料酒翻炒，加入适量清水小火慢炖1小时，加入红菇，继续炖10分钟，加盐调味即可。

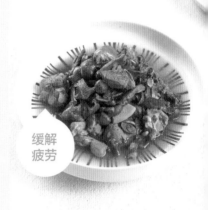

缓解疲劳

丝瓜白玉菇汤 鲜美汤羹

材料 丝瓜100克，白玉菇50克，鸡蛋1个，枸杞子适量。

调料 盐1克，葱末3克。

做法

❶ 丝瓜去皮，洗净，切滚刀块；白玉菇洗净，去蒂；鸡蛋打散，炒熟盛出备用；枸杞子洗净。

❷ 锅内倒油烧热，爆香葱末，放入丝瓜块、白玉菇和适量清水烧开，放入鸡蛋、枸杞子略煮，加盐调味即可。

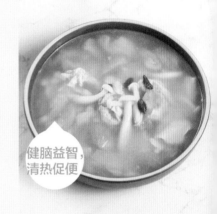

健脑益智，清热促便

荸荠生菜雪梨汁 健康饮品

材料 荸荠300克，雪梨200克，生菜50克。

做法

❶ 荸荠洗净，去皮，切小块；雪梨洗净，去皮及核，切丁；生菜洗净，切片，略焯。

❷ 将上述食材倒入榨汁机中，倒入少量饮用水搅打均匀即可。

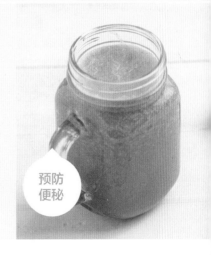

预防便秘

燕麦南瓜粥 花样主食

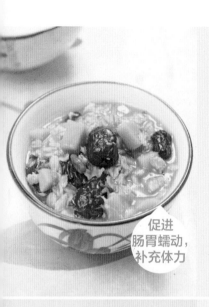

促进
肠胃蠕动，
补充体力

材料 南瓜200克，原味燕麦片80克，红枣15克，枸杞子10克。

做法

❶ 将南瓜洗净，去皮及瓤，切小块；红枣、枸杞子洗净，红枣去核。

❷ 砂锅中放入适量水，倒入南瓜块，煮开后再煮20分钟左右。

❸ 放入燕麦片、红枣、枸杞子，继续煮10分钟左右即可。

上汤娃娃菜 营养热炒

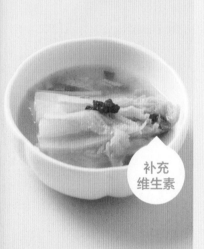

补充
维生素

材料 娃娃菜150克，草菇30克，枸杞子5克。

调料 葱花、姜丝各适量，盐少许。

做法

❶ 娃娃菜去老帮，对半切开，一片片洗净后焯熟，盛出；草菇洗净，切小块；枸杞子洗净。

❷ 锅内倒油烧热，放葱花和姜丝煸出香味，加清水煮开，下草菇块煮10分钟，加盐调味，将其倒在娃娃菜上，点缀枸杞子即可。

玉米黄瓜沙拉 爽口凉菜

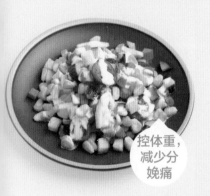

控体重，
减少分娩痛

材料 玉米、黄瓜各150克，圣女果120克，胡萝卜60克，柠檬半个，酸奶100克。

做法

❶ 将整根玉米放入锅中煮熟，捞出，凉凉，搓下玉米粒；胡萝卜、黄瓜洗净，切丁；柠檬、圣女果洗净，切片。

❷ 将胡萝卜丁、黄瓜丁、圣女果片、柠檬片、玉米粒装入盘中，加入酸奶拌匀即可。

红烧羊排 美味炖菜

材料 羊排250克，胡萝卜、土豆各80克。

调料 葱末、姜末、蒜末、料酒、冰糖各5克，盐1克，大料1个，香叶2克。

做法

❶ 羊排洗净，剁段，凉水下锅，焯水后捞出；胡萝卜、土豆洗净，去皮，切块。

❷ 锅内倒油烧热，放冰糖炒出糖色，放葱末、姜末、蒜末炒匀，下羊排翻炒，加大料、香叶、料酒和适量清水。

❸ 大火煮开，转小火烧至八成熟，再放入胡萝卜块、土豆块烧至熟烂，加盐调味即可。

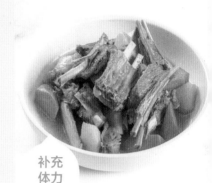

补充体力

萝卜丝太阳蛋汤 鲜美汤羹

材料 白萝卜100克，鸡蛋1个，枸杞子适量。

调料 盐1克，葱末3克。

做法

❶ 白萝卜去皮，洗净，切丝。

❷ 平底锅放油烧热，磕入鸡蛋煎至两面金黄，即为太阳蛋。

❸ 锅内倒油烧热，放入萝卜丝炒至变色，放入太阳蛋，加枸杞子、适量清水，中火煮10分钟，加盐调味，撒上葱末即可。

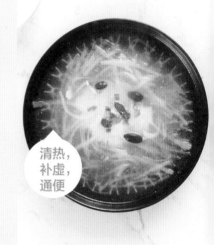

清热，补虚，通便

樱桃苹果汁 健康饮品

材料 樱桃200克，苹果100克。

做法

❶ 将樱桃洗净，去子；苹果洗净，去核，切块。

❷ 将处理好的樱桃和苹果块放入榨汁机中，加适量水榨成汁即可。

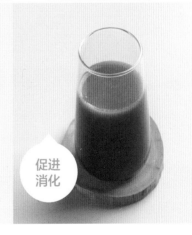

促进消化

趣味胎教：踢腹游戏

踢腹游戏怎么做

第1步： 孕妈妈根据自己的胎动规律，总结胎宝宝胎动的时间、经常踢的位置，用手掌轻轻抚摸或轻拍那个部位。

第2步： 抚摸或轻拍后，如果胎宝宝没有回应，孕妈妈可再次轻拍；如果胎宝宝也踢了孕妈妈一下，就证明他在和孕妈妈做游戏。

第3步： 一般胎宝宝踢完1~2分钟后会再踢，这时孕妈妈可以再轻拍几下被踢的部位，然后停下来。

第4步： 随后，孕妈妈可在原来胎动的位置附近进行轻拍，胎宝宝踢的位置也会随之改变。

这个游戏可重复做，但时间不宜过长，每次控制在5~10分钟即可。

二孩孕妈妈可以让大宝参与

二孩孕妈妈在做踢腹游戏时，可让大宝一起参与。孕妈妈可让大宝把手贴在自己的肚皮上，让大宝感受肚子里的弟弟或妹妹的运动，也可以让大宝代替自己轻轻拍打腹部胎动的部位，这样可以促进大宝和胎宝宝的感情。

欢迎准爸爸加入

准爸爸也可以一起参与踢腹游戏，在孕妈妈的腹部温柔地抚摸，感受胎儿的踢腹运动，既可以使孕妈妈精神放松、身心愉快，对胎儿的生长发育有利，还可以加深一家人的感情。

马大夫
特别叮嘱

踢腹游戏时需要注意什么

- 胎儿一般在晚上活动较多，所以最好在晚上临睡前做这项游戏。
- 做游戏之前，孕妈妈应排空小便，保持稳定、轻松、平和的心态。
- 每次游戏时间不宜过长，最多10分钟，以免胎宝宝过于兴奋，影响孕妈妈睡觉。

安全运动：
改善腰背痛、四肢痛

手臂运动：缓解肩背痛

运动准则

1. 活动四肢时，不可用力过猛。
2. 孕妈妈可以休息一会儿做一会儿，间歇性练习既能保证充足的休息，也可有效改善不适症状。
3. 运动前最好排空膀胱，使身体处于放松状态，这样更有助于促进血液循环，改善腰背痛、四肢痛。

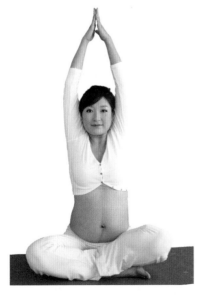

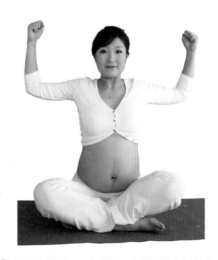

❶ 保持放松的坐姿，两肩向后倾的同时抬起双手，让肘部完全向上舒展后再放下，重复数次。

❷ 两手握拳，小臂和大臂呈90度角，向两边打开至最大。举起双臂时吸气，向下放时呼气，重复数次。

孕晚期，
运动要以"缓"为主

生理特点

孕晚期是妊娠第三阶段，医学鉴定是从 29~40 周。这一阶段尤其是临近预产期的孕妈妈，身体重心逐渐前移，行动更加不便，再加上不断增大的子宫使腹直肌分离、核心力量减弱而造成腰背部肌肉紧张、压力增大，骨盆前倾会更加明显。所以，这一阶段的运动幅度不宜过大，着重选择舒展的运动，再辅助练习拉梅兹呼吸法，更有助于之后的分娩。

这一时期的运动突出一个"缓"字，以较缓的散步为主，频率不宜过快，时间不宜过长，以孕妈妈是否感觉疲劳为判断标准。临近预产期，胎宝宝胎动频繁，孕妈妈要随时做好分娩的准备。为了迎接宝宝的到来，孕妈妈要保持身体健康、情绪平稳，可通过练习呼吸和冥想，使孕妈妈由内而外都充满信心和力量。

运动指南

1. 避免以仰卧姿势为主的运动，不宜从事过重的劳动和下蹲活动。

2. 这一阶段是为顺产蓄积体力的关键阶段，要根据身体状况适当减少运动量，以休息为主，以免活动不当引发早产。

3. 选择轻缓的伸展练习，能有效缓解腰背酸痛，增强肌力，灵活髋关节，为顺产做准备。

4. 这段时间也是孕妈妈最疲惫的阶段，每周 2~3 次、每次 15~20 分钟的运动就很理想了。如果孕妈妈在孕中期保持很好的规律运动，此时可减少运动频率，以感觉不吃力为原则，可选择比较简单的类型，如瑜伽呼吸、分娩球的练习。

5. 临产期的孕妈妈，体重增加飞快，身体负担很重，运动时一定要注意安全，不可过于疲劳。有条件的孕妈妈可以听一些模拟生产的课程，了解生产过程，缓解临产前的焦虑。

下颌画圈：防止颈椎酸痛，不让颈椎变形

随着月份越来越大，孕妈妈颈椎的不适感会越来越明显，平时多做做下颌画圈运动，既可以帮助锻炼颈部肌肉、改善颈椎酸痛等不适、预防颈椎变形，还可以促进头颈部的血液循环，预防和缓解孕期头痛等不适。

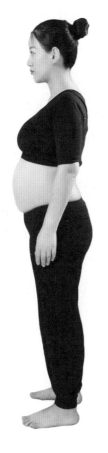

❶ 孕妈妈取坐姿或站姿，肩背挺直，双手自然下垂，伸展颈椎，两眼平视前方。

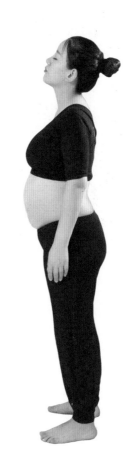

❷ 下颌向前探出，以下颌为基点，按顺时针方向转圈，转出时吸气，转回时呼气，共转 5~10 圈。

耸肩运动：缓解肩臂肌肉紧张，改善颈椎不适

耸肩运动不仅可以锻炼肩颈及手臂肌肉、放松颈椎、减轻不适感，还可以修饰肩颈线条，使肩、颈、臂曲线更优美。特别是职场孕妈妈，在电脑前工作1~2小时后做一做耸肩运动，能很好地缓解疲劳、放松全身。

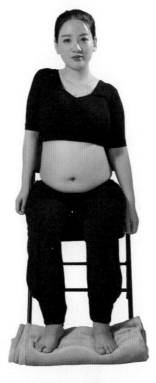 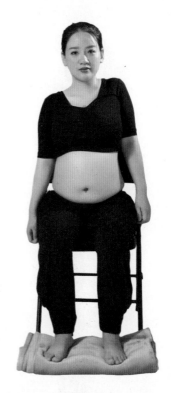

❶ 孕妈妈坐在椅子上，背部挺直，双手自然下垂，抬起右肩连续向上耸动3次，恢复原状。

❷ 保持坐姿，再抬起左肩，连续向上耸动3次，恢复原状。

马大夫
特别叮嘱

睡觉注意变换睡姿

孕妈妈睡觉时，重力都压在一边，使颈背部肌肉、颈椎等处于紧绷状态，因而容易造成颈椎不适或手臂发麻。所以，孕妈妈平时睡觉时不要老保持一个姿势，要注意变换睡姿。

第 九 章

怀孕第 9 个月

（孕 33~36 周）

孕妈妈和胎宝宝的变化

孕妈妈
体重增长快

由于胎头下降压迫膀胱，孕妈妈会感到尿意频繁。骨盆和耻骨联合处有酸痛不适感，腰痛加重。有些孕妈妈还会感到手指和脚趾的关节胀痛。

这个月末，孕妈妈体重增长已达到高峰。需要每周做一次产前检查。如果胎宝宝较小，医生会建议你增加营养；如果宝宝已经很大，医生可能会让你适当控制饮食，避免分娩困难。

胎宝宝
有表情了

本月胎宝宝的听力已充分发育，还能够表现出喜欢或厌烦的表情。

胎宝宝此时身体呈圆形，四肢皮下脂肪较为丰富，皮肤的皱纹相对减少，呈淡红色，指甲长到指尖部位。

男宝宝的睾丸已经降至阴囊中；女宝宝的大阴唇已隆起，左右紧贴在一起。第33周，胎宝宝的呼吸系统、消化系统已近成熟。到了第36周，两个肾脏已发育完全。

产检前看一下，
省时省力一次过

B超、触诊看胎儿又长了多少

孕妈妈在临产前，产科医生会通过四步摸诊，检查孕妈妈的宫高、腹围；B超可以测量出胎宝宝头有多大、腿有多长，还可以测量头围和腹围。产科医生结合触诊和B超检查可以大致估算出胎宝宝的体重，通常误差在500克左右。

太重的宝宝可能不太好生。如果胎儿此时已经比较重了，医生会建议孕妈妈控制饮食和体重。

马大夫
特别叮嘱

头胎剖宫产妈妈要观察腹痛症状

头胎剖宫产的二孩孕妈妈需观察下腹部疼痛的情况，如果局部疼痛加重，尽早来急诊检查，需通过B超检查瘢痕厚度。

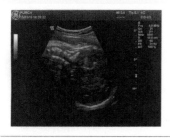 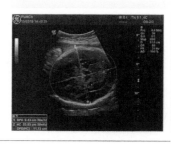

超声所见：

胎头位于耻上

双顶径9.4cm，头围33.8cm，腹围34.4cm，股骨长7.6cm

3385~3554 g

胎盘右前壁

羊水	4.1	1.5	cm
	---	---	
	2.8	1.3	

胎心规律。

脐动脉S/D<3。

根据B超报告单结果，医生给胎儿估重为3385~3554克。这个宝宝出生的体重是3570克，相差不多，在误差范围内。

因孕周及体位影响，部分心脏切面、肢体、颜面部、腹壁脐带入口处显示欠清。

超声提示：

宫内晚孕，头位

注：孕9月一般安排2次B超，动态监测胎儿发育状况。如果有胎位不正、羊水偏多或偏少、胎儿偏大或偏小等情况，2次都要做。如果33~34周B超检查结果正常，可根据建档医院安排，询问医生是否做35~36周的B超。

内检检查
了解骨盆腔的宽度

内检一般在孕 35~36 周进行，主要是了解骨盆腔的宽度是否适合顺产，同时也能刺激子宫颈早点成熟，以免发生过期妊娠。

内检前的准备

1. 做内检前一天的晚上，孕妈妈要将自己外阴部清洗干净（用清水冲洗即可，洗液有可能掩盖阴道存在的病患）。

2. 换上干净的、易穿脱的衣裤。

3. 内检前，应该排空膀胱。

做内检的过程

1. 医生会事先在检查床上铺好干净的一次性臀垫。

2. 孕妈妈脱掉一条裤腿（一般脱左腿），仰卧平躺，分开双腿，将双腿放置于腿架上，充分曝露会阴，等待检查。

3. 医生会将一只手的手指插入阴道，另一手置于腹部上方，检查子宫颈位置、大小、形状、软硬度及有无破水。

看懂骨盆异常

骨盆异常是造成难产的首要因素。骨盆异常可分为两大类：骨盆狭窄和骨盆畸形。

骨盆异常的几种情况

1. 均小骨盆：骨盆三个平面各径线都小于正常低值 2 厘米或更多。

2. 漏斗形骨盆：入口平面各径线正常，两侧骨盆壁自上而下逐渐向内倾斜，中骨盆及出口平面明显狭窄。

3. 骨盆入口狭窄：骨盆入口前后径短，横扁圆形，也称扁平骨盆，骶耻外径小于 18 厘米，对角径小于 11.5 厘米。

轻度骨盆异常，若孕妈妈产力较好，胎宝宝有通过产道分娩的可能。若骨盆狭窄，明显头盆不对称，则不宜顺产。

**马大夫
特别叮嘱**

有少量出血也没关系

如果内检时发现有少量出血，可能是宫颈炎症引起的，没有太大问题，不会伤害到胎宝宝，不用太紧张。出血后用纱布压一压就好了。

长胎不长肉的营养关键

控制总热量，避免巨大儿

胎宝宝出生的体重达到 3000~3500 克最适宜，≥ 4000 克的为巨大儿，巨大儿会增加难产和产后出血的发生率。对于宝宝来说，将来也容易出现肥胖等问题。孕晚期是孕妈妈体重增加比较快的阶段，要注意控制总热量，在补充营养的同时，减少高热量、高脂肪、高糖分食物的摄入，保持自身和胎宝宝体重匀速增长。

饮食追求量少又丰富

孕晚期的饮食应该以量少、丰富、多样为主。饮食的安排应采取少食多餐的方式，多吃富含优质蛋白质、矿物质和维生素的食物，但要控制进食量，特别是高糖、高脂肪食物，否则会使胎宝宝生长过大，给分娩带来困难。

饮食要清淡易消化

孕晚期，孕妈妈的消化系统会受到子宫的压迫，如果进食过多，会增加消化系统负担，因此应选择易消化吸收的食物，同时要清淡饮食，低盐、低油，预防水肿和妊娠高血压。烹调方式上尽量选择蒸、煮、炖、拌、炒等，不宜食用煎、炸食物。

三餐要按时按点，不要饥一顿饱一顿

胎宝宝的营养完全靠孕妈妈供给，三餐按时按点吃才能保证胎宝宝获取所需要的营养，孕妈妈饿肚子会影响胎宝宝的正常发育。如果饿了一顿后下一顿又吃得过多，多余的热量会转化成脂肪储存在体内。所以，孕妈妈要避免过饥过饱，三餐按时吃，还可以在三餐之外适当加餐。

孕晚期胃口大开，掌握这些技巧不让体重疯长

孕晚期是孕妈妈体重增长较快的阶段，一不小心就容易变成胖妈妈。临近分娩，保证足够营养的同时，一定要防止体重疯长。

选营养密度高的食物

营养密度是指单位热量的食物所含某种营养素的浓度，也就是一口咬下去，能获得更多有益成分的，就是营养密度高的食物；相反，一口咬下去，吃到的是较高的热量、较多的油脂，就是营养密度低的食物。

营养密度低的食物	营养密度高的食物
容易导致肥胖、"三高"、癌症等慢性病。	可增强人体抵抗力
高糖、高添加剂食物：方便面、起酥面包、蛋黄派、油条等。	新鲜蔬菜
高盐食物：咸菜、榨菜、腐乳等。	新鲜水果
高脂肪食物：肥肉、猪皮、猪油、奶油、棕榈油、鱼子等，以及炸鸡翅、炸薯条、油条等油炸食物。	粗粮
	鱼虾类
	瘦肉、去皮禽肉
饮料：碳酸饮料、高糖饮料。	奶及奶制品
	大豆及豆制品

把分量变小点，让种类变多些

孕妈妈的饮食要多样化，在总热量不变的情况下，食物的种类越多越好，这样不会导致热量超标，又能摄取到全面营养，有利于胎宝宝的生长发育。

巧搭配、常换样

食材要巧搭配、常换样。一天的饮食要尽量做到荤素搭配、多种颜色搭配、粗细搭配。

再好的食物也不能总吃。比如，去皮鸡肉虽富含优质蛋白质，脂肪含量低、热量低，但是铁元素含量相对其他肉类不高，所以要和鱼肉、牛羊肉、猪瘦肉等交替来吃。再比如，菠菜属于高膳食纤维、高叶绿素食物，也要搭配其他蔬菜换着吃，如芹菜、白菜、白萝卜、油菜、芦笋等。

进餐顺序改一改

1. 水果

将水果作为正餐的一部分，在正餐之前先进食水果泥可以减少总热量摄入，还能促进水果中一些脂溶性维生素的吸收。

2. 喝汤

孕妈妈在孕晚期消化功能减弱，正式进餐前先喝点汤，可以起到润滑肠道的作用。

3. 蔬菜类和主食

蔬菜能提供丰富的膳食纤维和维生素，还可以先把胃填个半饱，从而减少肉类等的摄入；主食搭配蔬菜类一起吃，可以减缓餐后血糖升高的速度，主食推荐全谷类、杂豆类。

4. 鱼、肉类

吃完主食再吃适量的肉，可以补充蛋白质，又能避免吃肉过量、摄入脂肪过多。

细嚼慢咽

细嚼慢咽可使食物在进入胃之前得到初步的消化，有利于保护胃黏膜。进食过快不仅会加重胃肠道的消化负担，导致胃溃疡和胃炎，还容易进食过多，引发肥胖，并且容易使血糖上升过快，对于糖尿病等的控制非常不利。

过来人经验谈

尽量减少在外就餐

在家做饭可以挑选新鲜应季的食材，合理使用油、盐、醋、酱油等调味料，实现"低油少盐"的健康要求，烹调方式上少煎炸，多蒸、炖、煮等。全家一起吃饭，还能在兼顾家人口味的同时更好地实现食物多样化。家庭餐桌上，更容易控制进食量，因此最好减少在外就餐。

👍 营养搭配食谱推荐

金枪鱼三明治 花样主食

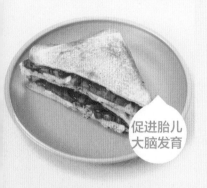

促进胎儿大脑发育

材料 金枪鱼罐头 100 克，鸡蛋 2 个，吐司 2 片，生菜 50 克，番茄 60 克。

做法

❶ 番茄洗净，切片；鸡蛋煮熟，去壳，切片；生菜洗净。

❷ 将吐司放入三明治机中，放上生菜，依次铺上番茄片和鸡蛋，从罐头里取出适量金枪鱼，铺在生菜上，把生菜放在另一片吐司上。

❸ 盖上早餐机盖，3 分钟后三明治就烤好了。

❹ 用夹子夹出三明治，对角切成三角形即可。

黄花木耳炒鸡蛋 营养热炒

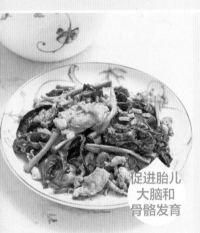

促进胎儿大脑和骨骼发育

材料 鸡蛋 2 个，干黄花菜 20 克，干木耳 5 克。

调料 盐、葱花、水淀粉各适量。

做法

❶ 干黄花菜泡发，洗净，挤干；干木耳放入温水中泡发，洗净，撕成小朵；鸡蛋打散成蛋液，炒熟盛出。

❷ 锅内加入少量油，待油烧至五成热时，放入葱花煸香，倒入木耳、黄花菜一起翻炒片刻，放入盐和少量水继续翻炒 5 分钟左右，加鸡蛋块翻匀，用水淀粉勾芡即可。

平菇豆苗沙拉 爽口凉菜

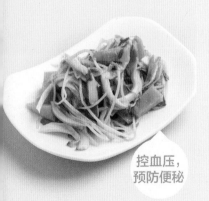

控血压，预防便秘

材料 豌豆苗 250 克，平菇、木瓜各 100 克。

调料 盐 3 克，橄榄油 2 克。

做法

❶ 平菇洗净，撕小条，入沸水中煮熟，捞出沥干；豌豆苗洗净，入沸水中焯熟，捞出沥干；木瓜洗净，去皮及子，切小块。

❷ 将平菇和豌豆苗放入盘中，加上木瓜块，加入盐和橄榄油拌匀即可。

魔芋烧鸭 美味炖菜

材料 鸭肉 400 克，魔芋豆腐 200 克。

调料 葱段、姜片、蒜片各 5 克，料酒、水淀粉、豆瓣酱各 20 克。

做法

❶ 鸭肉洗净，切块；魔芋豆腐洗净，切块；将二者分别入沸水焯烫后捞出。

❷ 锅内倒油烧热，放入鸭块炒成浅黄色，盛出。

❸ 锅留底油烧热，炒香豆瓣酱，加适量水烧沸，放入鸭块和魔芋块、葱段、姜片、蒜片、料酒，中火煮烂，用水淀粉勾芡即可。

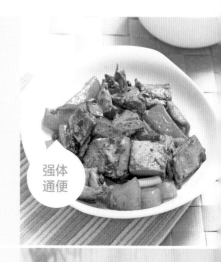

强体
通便

芡实薏米老鸭汤 鲜美汤羹

材料 老鸭块 200 克，芡实 30 克，薏米 50 克。

调料 姜片、盐各适量。

做法

❶ 薏米、芡实洗净，清水浸泡 4 小时。

❷ 鸭肉块、姜片放入锅内，加适量清水大火烧开，加入薏米和芡实，转小火炖 2 小时，加盐调味即可。

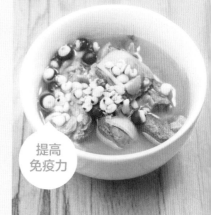

提高
免疫力

芒果酸奶冰沙 健康饮品

材料 芒果、碎冰各 150 克，酸奶 50 克。

做法

❶ 芒果洗净，去皮和核，取果肉，将 20 克芒果果肉切丁。

❷ 将剩余芒果果肉、碎冰放入料理机中，加入适量饮用水搅打均匀，倒入杯中，加入酸奶、芒果丁即可。

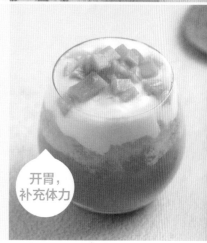

开胃，
补充体力

什锦鸭丝面 花样主食

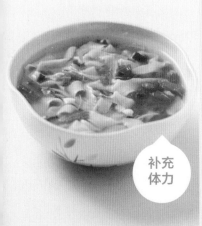

补充体力

材料 菠菜面条150克，鸭肉、小白菜、鲜香菇各50克，圣女果20克。

调料 盐少许。

做法

❶ 圣女果洗净，切碎；小白菜洗净，切碎；鸭肉洗净，焯熟，切丝；香菇洗净，去蒂，焯熟后切碎。

❷ 锅中加适量清水煮沸，下面条、鸭丝、香菇碎，再次煮沸后转小火，放入小白菜碎、圣女果碎煮至面条熟烂即可。

熘猪肝 营养热炒

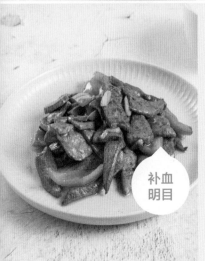

补血明目

材料 猪肝200克，柿子椒100克。

调料 酱油、淀粉各5克，蒜片、料酒各10克，蚝油3克。

做法

❶ 猪肝洗净，切片，浸泡片刻；柿子椒洗净，去蒂及子，切菱形片。

❷ 猪肝片用料酒腌渍半小时，冲洗干净，再用酱油、淀粉拌匀备用。

❸ 锅里放油烧热，下猪肝片滑至变色，放入蒜片炒出香味，放入柿子椒片，加入蚝油继续炒匀即可。

凉拌双耳 爽口凉菜

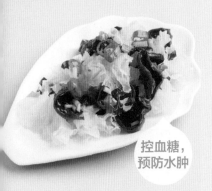

控血糖，预防水肿

材料 水发木耳、水发银耳各100克，红彩椒20克，柠檬半个。

调料 盐、白糖各2克，葱末、香油各适量。

做法

❶ 木耳洗净，焯烫1分钟，捞出，过凉；银耳洗净，撕成小朵，煮熟，过凉；红彩椒洗净，切块。

❷ 柠檬洗净，挤出汁。

❸ 葱末、香油、白糖、盐、柠檬汁调成味汁。

❹ 木耳、银耳放盘中，加红彩椒块，倒入味汁拌匀即可。

红烧鲤鱼 美味炖菜

材料 净鲤鱼1条(500克)。

调料 葱段、蒜片、白糖、醋、生抽各5克，料酒10克，盐4克，水淀粉、胡椒粉、香菜段各适量。

做法

❶ 净鲤鱼洗净，打花刀，加料酒、胡椒粉腌渍；用生抽、白糖、醋、盐、料酒、水淀粉调成味汁。

❷ 锅内倒油烧至七成热，爆香葱段、蒜片，放入鲤鱼煎至金黄色，倒味汁烧开，大火煮沸至收汁，点缀香菜段即可。

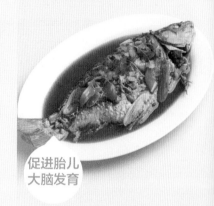

促进胎儿大脑发育

冬瓜虾仁汤 鲜美汤羹

材料 冬瓜300克，虾仁50克。

调料 盐2克，香油、鱼高汤各适量。

做法

❶ 冬瓜去皮及瓤，洗净，切小块；虾仁去虾线，洗净。

❷ 锅置火上，倒入鱼高汤大火煮沸，放入冬瓜块，煮沸后转小火煮至冬瓜熟烂，加入虾仁煮熟，加盐调味，淋入香油即可。

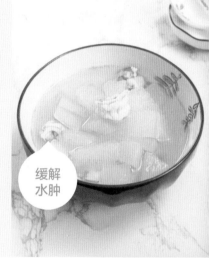

缓解水肿

西瓜草莓汁 健康饮品

材料 西瓜150克，草莓100克。

做法

❶ 西瓜用勺子挖出瓜瓤，去子；草莓去蒂，洗净，切块。

❷ 将上述食材放入榨汁机中，加入适量饮用水搅打均匀即可。

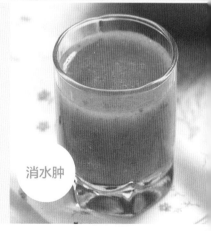

消水肿

儿歌童谣胎教：
充满童真的互动

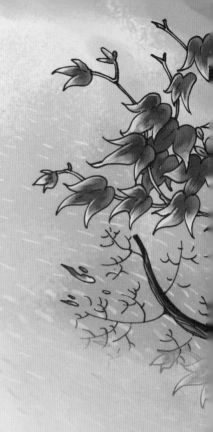

给胎宝宝唱支歌

孕妈妈或准爸爸可以给胎宝宝唱儿歌。唱的时候，声音要轻柔，语调要天真，节奏要欢快。一开始胎宝宝可能没有什么反应，但是等他慢慢习惯妈妈或爸爸的声音之后，他就会很开心，还会用蠕动来回应。

家有大宝的，让大宝来哼唱

二胎孕妈妈也可以鼓励大宝唱歌给小弟弟或小妹妹听，这样不仅可以促进大宝和腹中胎儿的感情，还可以激发大宝的自豪感，对两个孩子以后的相处更有利。

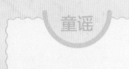

童谣

堆雪人

堆呀堆，堆雪人，
圆圆脸儿胖墩墩。
大雪人，真神气，
站在院里笑眯眯。
不怕冷，不怕冻，
我们一起做游戏。

过来人
经验谈

让大宝伴舞吧

我给二宝进行音乐胎教的时候，我家大宝就在旁边伴舞，看着她跳舞的样子，我的心情非常愉悦，胎儿还不停在我的肚子中通过踢腹来回应，大宝跳舞更加卖力，逗得我们全家人哈哈大笑。大宝越来越喜欢和腹中的二宝沟通互动了。

安全运动：
改善腰背痛、四肢痛

产道肌肉收缩运动：减轻产道阻力，为顺产打基础

从孕晚期开始，孕妈妈可以做一些有助于产道肌肉收缩的运动，改善盆腔充血状态，放松肌肉，减轻产道阻力，为顺利分娩打下基础。

运动准则

1. 以柔和舒缓为主，调整运动强度，减少运动频率和运动时间。孕妈妈要注意自己身体的耐受力，不要勉强做比较困难的动作，避免身体疲劳。

2. 针对性运动调整。对身体出现明显不适的部位，如腰背疼痛、腿脚水肿、耻骨痛等，孕妈妈可在医生的指导下，有针对性地进行相关运动，以缓解不适。

第一组

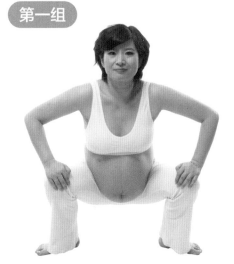

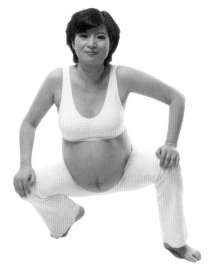

❶ 双腿分开呈下蹲状，双手放于膝盖上。

❷ 保持下蹲姿势，双手不动，然后抬起左脚向前迈一小步，右脚抬起脚后跟，注意身体重心的变化，保持身体平衡。

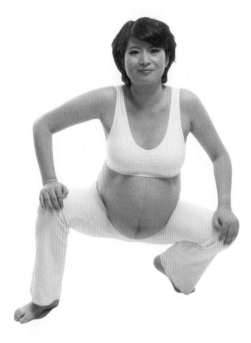

❸ 保持上述姿势 2~3 秒后，收回左脚，恢复原位，然后换右脚做同样动作。交替重复上述动作 5~10 次即可。

第 2 组

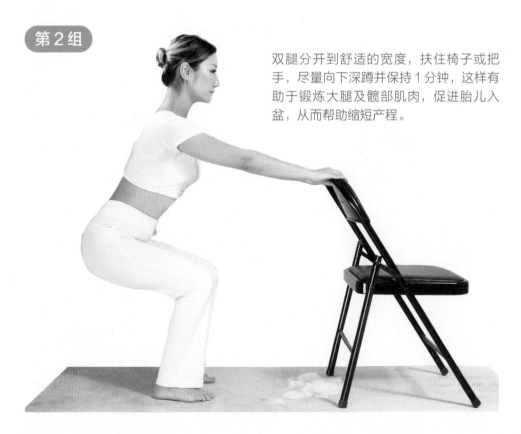

双腿分开到舒适的宽度，扶住椅子或把手，尽量向下深蹲并保持 1 分钟，这样有助于锻炼大腿及髋部肌肉，促进胎儿入盆，从而帮助缩短产程。

❶ 孕妈妈仰卧，双腿高抬，双脚抵住墙。

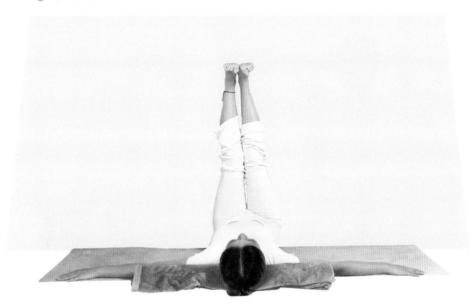

❷ 然后双腿用力向两边分开。

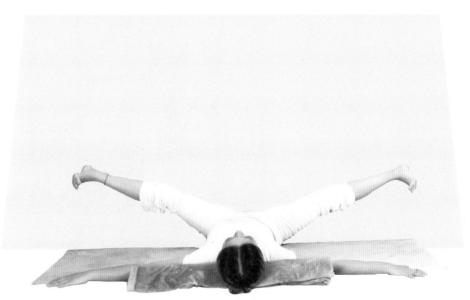

抱头扭动：活动肩颈肌肉，改善肩颈不适

　　抱头扭动可以帮助放松肩部肌肉，改善肩部僵硬、酸痛等不适，还可以舒缓整个背部，帮助减少孕晚期因腹部增大而给孕妈妈腰背部带来的负担。

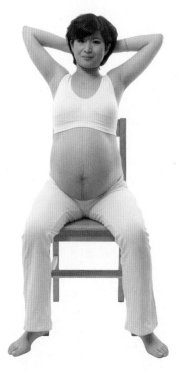

❶ 坐在椅子上，双手手指交叉放于脑后，双臂尽量张开，背靠在椅背上，双脚分开。

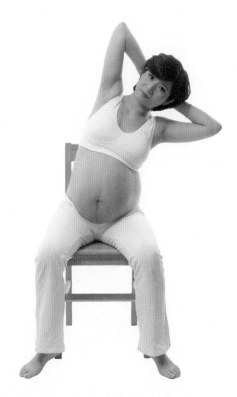

❷ 双手抱头向左侧弯曲，向下压左肘部3次，然后恢复原位，休息2~3秒，反侧也重复3次为一组，做3~5组。

第十章

怀孕第 10 个月

（孕 37~40 周）

孕妈妈和胎宝宝的变化

孕妈妈
体重增长快

这个月孕妈妈会感到下腹坠胀，这是因为胎宝宝在妈妈肚子里位置下降了，同时呼吸困难和胃部不适的症状开始缓解，随着体重的增加，行动越来越不方便。

孕妈妈在这几周都会很紧张，有些孕妈妈还会感到心情烦躁焦虑，这是正常现象。要尽量放松，注意休息，密切注意自己身体的变化，随时做好临产准备。

胎宝宝
成了
漂亮的小人儿

第37周，胎宝宝会自动转向光源，出现"向光反应"。感觉器官和神经系统可对母体内外的各种刺激做出反应，能敏锐地察觉母亲的思考，感知母亲的心情、情绪以及对自己的态度。

手脚的肌肉已很发达，骨骼变硬，头发有3~4厘米长了。

身体各部分器官已发育完成，其中肺部是最后一个成熟的器官，在宝宝出生后几小时内才能建立起正常的呼吸模式。

产检前看一下，
省时省力一次过

骨盆内测量的小秘密

做骨盆内测量时，医生会将手指伸进孕妈妈的阴道内，这可能会让孕妈妈感觉有些不适。在检查时，孕妈妈要先做深呼吸，然后尽量放松腹肌，这样才能保证测量结果的准确性。

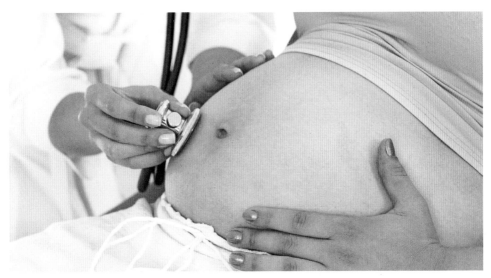

马大夫
特别叮嘱

孕妈妈骨盆偏小不是必须剖宫产

孕妈妈在产检时，医生会建议通过 B 超、内检来检测骨盆与胎儿头围大小，并判断胎儿是否能顺利从产道娩出。如果孕妈妈的骨盆与胎儿头围大小相差很多，会建议剖宫产，以免胎儿卡在产道内。但是，胎儿的头骨不像成人头骨紧密地连在一起，其前额和后脑处的头骨并未接合，所以会形成两处松软的地方，就是囟门。囟门给予胎儿头颅重塑的空间，保证胎儿身体最大的部分——头部可以受压变形以顺利通过产道。所以，骨盆比较小的孕妈妈可以先尝试自然分娩，实在不行再选择剖宫产。

B 超检查中，
羊水可见浓稠、混浊的

羊水为什么会混浊

　　早期妊娠的羊水为无色、透明的，并且可以见到胎脂，随着胎宝宝器官发育成熟，羊水中有形成分增加而稍显混浊。足月时羊水更为混浊，可见由胎膜、体表脱落上皮细胞等形成的小片状悬浮物。

　　如果羊水呈草绿色，说明胎儿已经排出胎粪，羊水被胎宝宝粪便污染。此外，孕妈妈胆汁淤积也会使羊水混浊。

羊水混浊应综合分析

　　孕妈妈最担心的是腹中胎儿的安危。B 超检查，如果发现羊水比较混浊，并不表明胎儿情况一定不好，要综合分析孕妈妈是否患病、病情是否稳定、胎心监护的情况及胎动是否正常这些因素。如果胎儿出现缺氧，会排出粪便，易引起窒息或其他病症，此时需要尽快分娩。如果孕妈妈尚未临产或者宫缩无力，医生会建议剖宫产。

**马大夫
特别叮嘱**

胎儿健康和羊水状况密切相关

胎儿与羊水有着密切的关系，能很好地反映胎儿的生理和病理状态，因此孕妈妈一定要做好羊水检查。一般来说，羊水混浊、胎心始终正常者不一定是胎儿窘迫。如果羊水量少，要警惕胎盘功能不全、胎儿窘迫、已经破水或者孕妈妈脱水，需要进一步监护诊治；如果羊水混浊同时呈黄绿色，胎心监护提示胎儿缺氧，则应尽快分娩。

长胎不长肉的营养关键

补充富含维生素 K 的食物，有助于减少生产时出血

维生素 K 是脂溶性维生素，其主要作用是参与凝血因子的形成，有防止出血的作用，还参与胎宝宝骨骼和肾脏组织的形成。孕妈妈如果缺乏维生素 K，会导致血液中凝血酶减少，容易引起凝血障碍，发生出血症，因此孕晚期要重点补充维生素 K，避免生产时大出血。含维生素 K 丰富的食物有菜花、菠菜、莴笋、动物肝脏等。

补充水溶性维生素，促进食欲和肠道蠕动

接近生产时，需要补充足够的水溶性维生素，比如维生素 B_1、维生素 B_2、维生素 C 等。对于即将生产的孕妈妈来说，维生素 B_1 尤为重要，它可以帮助维持良好的食欲，促进肠道蠕动，还能增加分娩力量，缩短产程。

大多数蔬果中富含维生素 C，粗粮谷物中 B 族维生素的含量较高。

越临近分娩就越要多补铁

整个孕期都需要注意铁的补充，临近生产的时候更不能忽视，宝宝的发育需要铁，而分娩时会流失血液，同样需要铁的补充。

富含铁的食物以富含血红素铁的猪瘦肉、牛瘦肉、猪肝、猪血等为好，此外，植物性食物中的菠菜、西蓝花、小白菜等也含有非血红素铁，且富含维生素 C，有助于提高铁的吸收率。

过来人经验谈

喝点蜂蜜水可以帮助顺产

我当时在宫缩间隙喝了点蜂蜜水，感觉能减少疼痛。蜂蜜本身含有果糖，还能帮助补充体力，这是我的个人经验，准备顺产的孕妈妈可以试试。

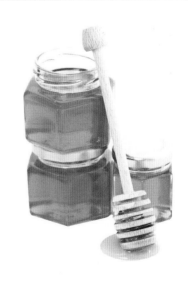

顺产前的饮食和剪宫产前的饮食

临产前要少食多餐

　　一般从规律性的宫缩开始到正式分娩要经历 12 小时以上，而这期间会消耗大量的体能，孕妈妈需要不断地补充热量才能有足够的体力生产。这时可以少食多餐，一天安排 4~5 餐，但不要吃得过饱，否则容易引起腹胀、消化不良，影响生产。

生产过程中吃什么能提高产力

　　生产是非常消耗体力的，但是产妇胃肠分泌消化液的能力降低，蠕动功能减弱，因此要选择清淡、易消化、高碳水的饮食，比如烂面条、牛奶、蛋糕、面包等，不要吃不易消化的高脂肪、高蛋白食物。

　　分娩时，孕妈妈还可以吃些巧克力，每 100 克巧克力含碳水化合物 55~66 克，能够迅速被人体吸收利用，增加体能。

如果实在吃不下要告诉医生

　　个别孕妈妈在生产时会非常没食欲，什么也吃不下，这种情况一定要告诉医生，医生会根据孕妈妈的情况输葡萄糖、生理盐水或其他药物，以补充营养、提供热量。如果不及时补充热量，产妇就会体力不足，导致分娩困难、产程延长，甚至出现难产。

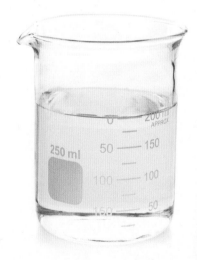

产程中要注意补水，可以直接喝水，也可以喝点牛奶、蜂蜜水、果汁等

手术前 12 小时禁食

一般情况下，剖宫产手术前 12 小时内孕妈妈要禁食。如果进食的话，一方面容易引起产妇肠道充盈及胀气，影响整个手术的进程，还有可能会误伤肠道；另一方面，产妇剖宫产后，失血比自然分娩要多，身体会很虚弱，发生感染的风险更大，有些产妇会因此出现肠道胀气等不适感，延长排气时间，对产后身体恢复不利。

手术前 6 小时不宜再喝水

因为手术前需要麻醉，麻醉药物对消化系统有影响，可能会引起孕妈妈恶心、呕吐，禁水可以减少这些反应，避免呕吐物进入气管引发危险。

剖宫产前不宜滥服滋补品

很多人认为剖宫产出血较多，在手术前吃一些西洋参、人参等补品可增强体力。这其实非常不科学，参类补品中含有人参皂苷，有强心、兴奋的作用，服用后会使孕妈妈大脑兴奋，影响手术的顺利进行。此外，服用人参后，容易使伤口渗血时间延长，对伤口的恢复也不利。

剖宫产前饮食要清淡

手术前的饮食以清淡为宜，辣椒、姜、蒜等辛辣刺激性食物会增加伤口分泌物，影响伤口愈合，而肥腻食物同样不利于术后的恢复。因此，手术前孕妈妈适宜吃一些清淡的粥、小菜等。

少吃易产气的食物

剖宫产的孕妈妈尽量少吃产气的食物，如大豆、豆浆、红薯等，因为这些食物会在肠道内发酵，产生大量气体导致腹胀，不利于手术的进行。

马大夫
特别叮嘱

剖宫产的时间选择

无论是哪种原因导致的剖宫产，最佳的手术时间都为孕 39~40 周，此时终止妊娠，胎宝宝已发育成熟，出生后发生问题的可能性也低。如果孕妈妈患有先兆子痫、胎儿存在胎心异常等紧急情况，需要根据具体情况决定手术时间。剖宫产手术不需要等待宫缩发动，否则会由于时间太匆忙而增加手术合并症发生的概率。

营养搭配食谱推荐

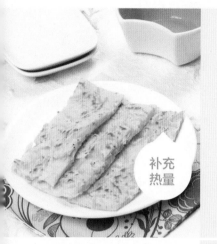

虾皮糊塌子 花样主食

材料 面粉200克，鸡蛋2个，西葫芦300克，虾皮10克。

调料 盐3克。

做法

① 西葫芦洗净，擦成细丝；虾皮用温水泡10分钟，取出。

② 取盆加入面粉、适量水，边倒水边搅动，磕入鸡蛋，加虾皮、盐搅匀，最后放入西葫芦丝搅匀成面糊。

③ 不粘锅加油烧热，加入一勺面糊，转动锅使面糊呈圆饼状，加盖煎2分钟，翻面后再煎至金黄即可出锅。

补充热量

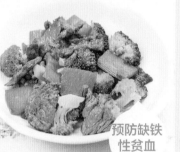

西蓝花炒牛肉 营养热炒

材料 西蓝花200克，牛肉100克，胡萝卜40克。

调料 料酒、酱油各10克，盐2克，淀粉、葱末、蒜蓉、姜末各5克。

做法

① 牛肉洗净，切片，加料酒、酱油、淀粉腌渍15分钟；西蓝花洗净，掰小朵；胡萝卜洗净，去皮，切片。

② 锅内倒油烧热，下蒜蓉、姜末、葱末炒香，放入牛肉片翻炒，再加入胡萝卜片、西蓝花炒熟，加盐调味即可。

预防缺铁性贫血

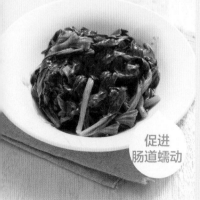

凉拌芹菜叶 爽口凉菜

材料 芹菜叶200克。

调料 酱油、醋、白糖各5克，盐、香油各少许。

做法

① 芹菜叶洗净，焯熟捞出，控净水。

② 在芹菜叶中加入盐、酱油、白糖、醋、香油，拌匀即可。

促进肠道蠕动

蒜蓉蒸虾 美味蒸菜

材料 虾 200 克。

调料 葱花、蒜末、姜片各 5 克，料酒、蒸鱼豉油各 4 克。

做法

1. 将虾切开虾背，去虾线，加料酒、姜片腌渍 10 分钟。

2. 蒸锅烧开水，放入虾，蒸 5 分钟。

3. 锅内倒油烧热，放入蒸鱼豉油、蒜末炒香，浇在虾上，撒上葱花即可。

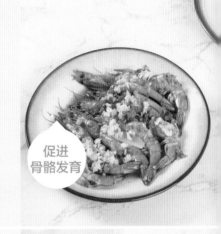

促进骨骼发育

猪肉红枣蛋汤 鲜美汤羹

材料 猪瘦肉 80 克，红枣 30 克，鸡蛋 1 个。

调料 姜丝 3 克，盐 2 克。

做法

1. 猪瘦肉洗净，切小片；红枣洗净。

2. 锅里倒入适量清水，放入姜丝、红枣煮沸，放入瘦肉片煮熟。

3. 鸡蛋打散，倒入锅中烧开，加盐调味即可。

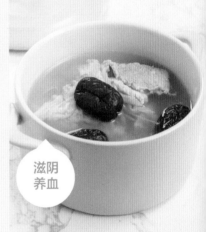

滋阴养血

牛奶炖花生 健康饮品

材料 牛奶 200 克，花生米、水发银耳各 30 克，枸杞子 10 克，红枣 20 克。

做法

1. 水发银耳洗净，撕小朵；花生米洗净，浸泡备用；枸杞子洗净；红枣洗净，去核，切成小块。

2. 将花生米、水发银耳、枸杞子、红枣放入碗中，加适量清水，入锅炖 1 小时，放温后加入牛奶搅匀即可。

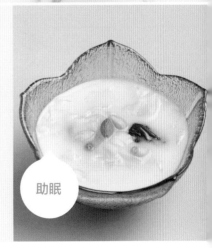

助眠

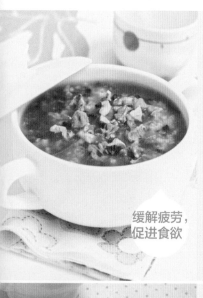

核桃紫米粥 （花样主食）

材料 紫米40克，核桃仁25克，大米30克。

调料 冰糖5克。

做法

❶ 紫米洗净后用水浸泡4小时；大米洗净，用水浸泡30分钟；核桃仁洗净，用刀压碎。

❷ 锅内加适量清水烧开，加入紫米、大米，大火煮开后转小火。

❸ 煮40分钟后，放入核桃仁碎继续熬煮，粥快熟时加冰糖煮5分钟至冰糖化即可。

缓解疲劳，促进食欲

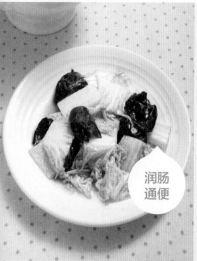

木耳炒白菜 （营养热炒）

材料 大白菜250克，干木耳5克。

调料 盐2克，白糖、生抽各5克，水淀粉15克。

做法

❶ 大白菜洗净，切片；干木耳温水泡发，撕成小朵，洗净。

❷ 锅内倒油烧至六成热，放入大白菜片煸炒至发蔫，放入木耳煸炒。

❸ 调入生抽和白糖，翻炒至八成熟，放入盐略炒，用水淀粉勾芡收汁即可。

润肠通便

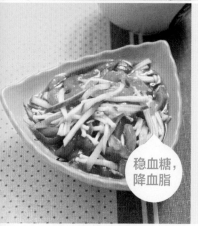

凉拌魔芋 （爽口凉菜）

材料 魔芋豆腐200克，黄瓜、金针菇各50克。

调料 盐、香油、醋各3克。

做法

❶ 魔芋豆腐洗净，切条，焯熟；黄瓜洗净，切丝；金针菇洗净，从根部撕散，焯熟。

❷ 把魔芋条、黄瓜丝、金针菇放入盘中，加入盐、香油、醋拌匀即可。

稳血糖，降血脂

蒜蓉蒸扇贝 美味蒸菜

材料 带壳扇贝 500 克，柿子椒、蒜末各 50 克。

调料 葱花、姜末各适量，生抽 5 克。

做法

❶ 柿子椒洗净，去蒂及子，切丁；扇贝洗净。

❷ 取一小碗，放入蒜末、姜末、生抽拌匀制成料汁。

❸ 把柿子椒丁放在扇贝上，淋上拌好的料汁，上笼大火蒸约 5 分钟后取出，撒上葱花即可。

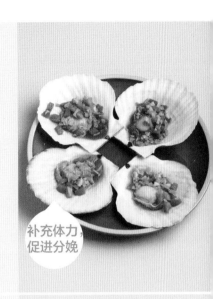

补充体力，促进分娩

老鸭薏米煲冬瓜 鲜美汤羹

材料 薏米 100 克，冬瓜 300 克，老鸭肉 50 克。

调料 盐 2 克，陈皮、姜片各适量。

做法

❶ 薏米洗净，用水浸泡 4 小时；冬瓜洗净，去瓤，带皮切块；老鸭洗净，切块，冷水入锅，煮开，去除血污，用凉水洗净。

❷ 将老鸭、薏米、陈皮、姜片放入锅中，加入适量水，大火烧开，转小火炖 1 小时，放入冬瓜块，炖 20 分钟，放入盐调味即可。

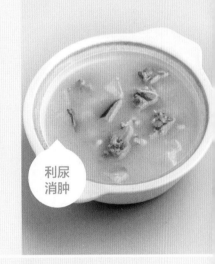

利尿消肿

核桃杏仁饮 健康饮品

材料 杏仁 50 克，核桃仁 20 克。

调料 冰糖适量。

做法

❶ 将核桃仁、杏仁分别洗净，捣碎。

❷ 将核桃仁、杏仁一同入锅，加水煮沸，转小火焖 10 分钟，调入冰糖即可。

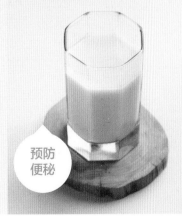

预防便秘

赏画胎教：
放松心情，缓解分娩恐惧

欣赏名画:《向日葵》

梵·高的《向日葵》由绚丽的黄色色系组合而成，浓烈的黄色调是光明和希望的象征。画中，每朵花如燃烧的火焰一般，细碎的花瓣和葵叶如同火苗一样布满画面，显现出画家的生命激情。孕妈妈快来感受作品带来的光明和希望吧！

欣赏名画:《摇篮》

纱帐中，熟睡的宝宝纯真安静，母亲手抚摇篮，温情凝视，温馨的母子之情从画面上弥漫开来，相信孕妈妈对此会有深切的共鸣。看着贝尔特·莫里索的这幅画，你是不是觉得对肚子里小宝贝的爱意更加浓厚了呢?

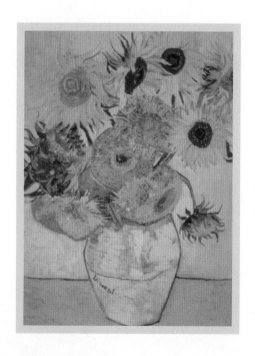

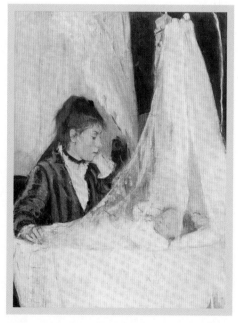

安全运动：
帮助顺产的产前运动

准爸孕妈一起动：缓解孕妈妈产前焦虑，静待生产

准爸爸和孕妈妈一起运动，能让孕妈妈感受到重视与疼爱，孕妈妈心情愉悦，更有利于顺产，而胎宝宝也能感受到愉快的心情，有助于培养胎宝宝快乐的性格。

运动准则

1. 在保证安全的前提下，做产前运动可以促进胎头下降，促进分娩。

2. 宫缩期间，只要没有破水，在医生的许可下做做运动还能分散注意力，减轻痛感。

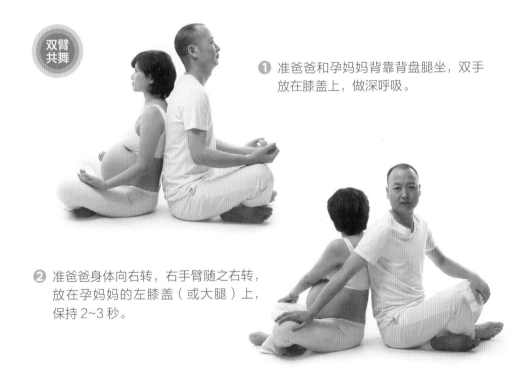

双臂共舞

❶ 准爸爸和孕妈妈背靠背盘腿坐，双手放在膝盖上，做深呼吸。

❷ 准爸爸身体向右转，右手臂随之右转，放在孕妈妈的左膝盖（或大腿）上，保持2~3秒。

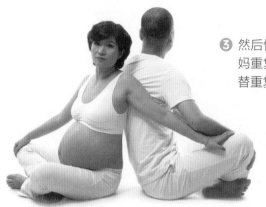

❸ 然后恢复坐姿，转向另一侧，孕妈妈重复准爸爸的动作。两个方向交替重复 5~10 次即可。

❹ 两人伸展双臂成一条直线，一侧随掌心朝下向地面压去，另一侧上举，保持 2~3 秒。然后换方向做，交替重复 5~10 次即可。

幸福拉手操

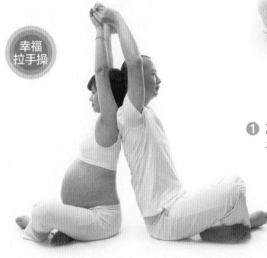

❶ 准爸爸和孕妈妈背靠背盘腿坐在垫子上，双手相握举过头顶。

马大夫特别叮嘱

帮孕妈妈助眠的小窍门

孕妈妈到孕晚期容易出现睡眠不好的情况，运动是很好的助眠方法。另外，可以选择一些助眠的食物，比如睡前喝杯热牛奶，或者吃南瓜子、腰果等含有色氨酸的食物，帮助稳定神经。同时注意放松心情，睡前听听音乐、用温水泡脚。如果失眠已严重影响生活，一定要及时就医。

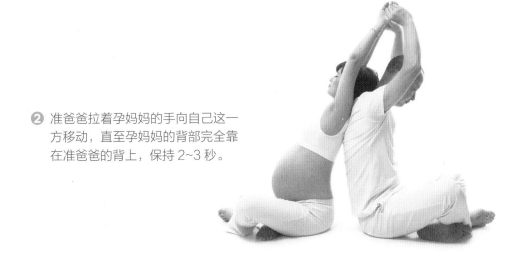

❷ 准爸爸拉着孕妈妈的手向自己这一方移动，直至孕妈妈的背部完全靠在准爸爸的背上，保持 2~3 秒。

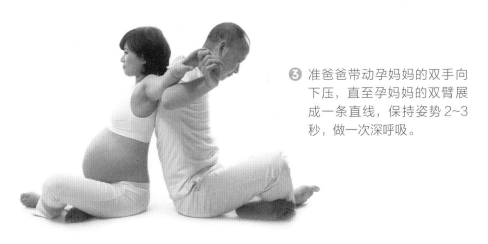

❸ 准爸爸带动孕妈妈的双手向下压，直至孕妈妈的双臂展成一条直线，保持姿势 2~3 秒，做一次深呼吸。

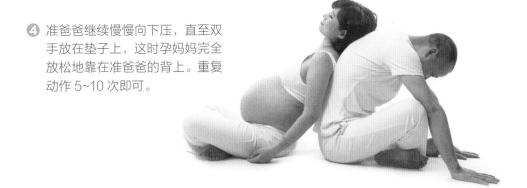

❹ 准爸爸继续慢慢向下压，直至双手放在垫子上，这时孕妈妈完全放松地靠在准爸爸的背上。重复动作 5~10 次即可。

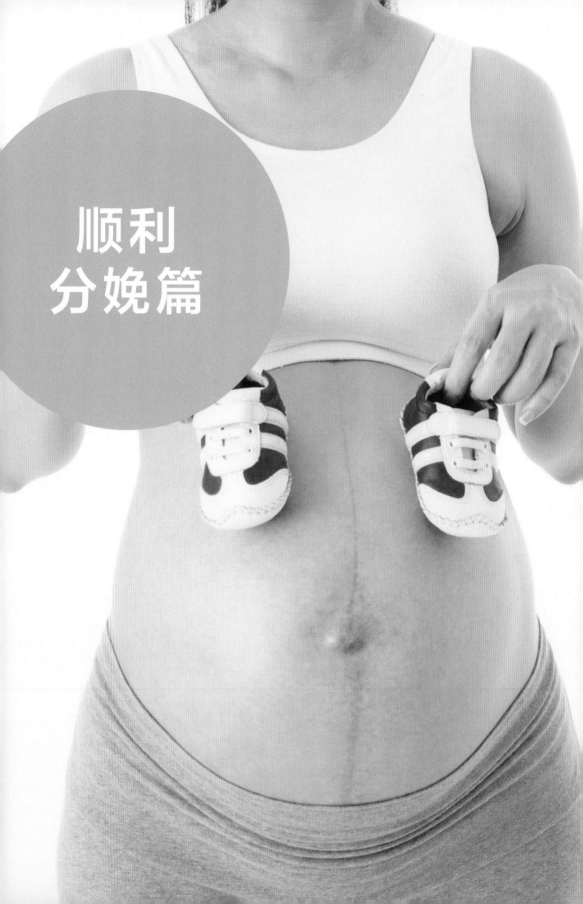

顺利
分娩篇

第十一章

分娩进行时，了解三大产程

第一产程，
从规律宫缩开始
至宫颈口完全张开

第一产程的主要变化是在子宫收缩的作用下，宫颈口逐渐开大扩张，最后开大到直径10厘米左右，即"开十指"，宝宝的头有多大，宫颈口就开多大。

这一时期开始的标志是，每间隔5分钟左右出现规律性子宫收缩，持续25~30秒，以后稳定为每2~3分钟收缩1次，每次持续40~50秒。

一般来说，初产妈妈第一产程需要11~12小时，经产妈妈需要6~8小时。在宫颈口扩大到最大限度的过程中，会发生破水，准妈妈会有非常强烈的排便感，当宫颈口开到十指时，第一产程宣告结束，即进入第二产程。

宫颈口	时间	宫缩间隔	宫缩时间	宫缩次数	宫缩总时长
0~3 厘米	7~8 小时	5~10 分钟	30秒	40~80次	20~40 分钟
3~8 厘米	3~5 小时	3~5 分钟	30~60秒	60次	30~60 分钟
8~10 厘米	0.5~2 小时	2~3 分钟	45~60秒	40次	30~40 分钟
总计	10.5~15 小时	—	—	约200次	小于3 小时

宫颈慢慢张开

　　子宫从闭合至宫颈开到 10 厘米左右的过程可以持续 11~12 小时，一般不会超过 24 小时。根据子宫颈的扩张程度可分为潜伏期与活跃期。潜伏期：约 8 小时，不超过 16 小时，子宫颈扩张至约 3 厘米时，会渐进式收缩，并产生规律阵痛。活跃期：子宫颈扩张从 3 厘米持续进展至 10 厘米。初产妈妈需 4~8 小时；经产妈妈需 2~4 小时。宫颈开口期过程如下图：

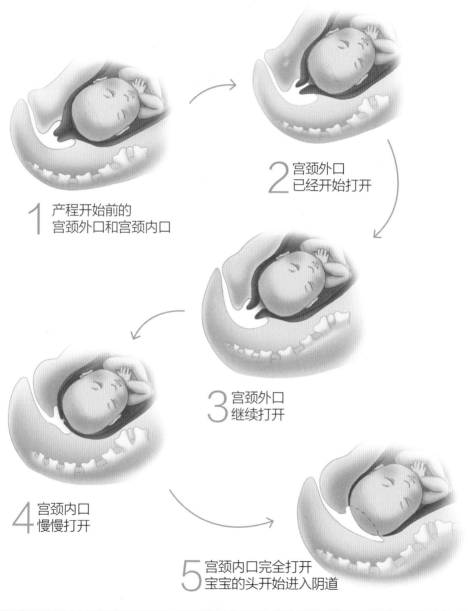

1 产程开始前的宫颈外口和宫颈内口

2 宫颈外口已经开始打开

3 宫颈外口继续打开

4 宫颈内口慢慢打开

5 宫颈内口完全打开宝宝的头开始进入阴道

阵痛变强时准妈妈的身体和心情

随着宫颈口的张开、宝宝出生时间的临近，阵痛会越来越明显、强烈。

这个时候，胎儿的头会朝向宫颈口的方向，头部会压迫宫颈口，周身被羊水包围着，胎儿头部与宫颈口之间的羊膜囊由于压力过高会发生破裂，羊水流出，就是所谓的"破水"。破水后，胎头直接压迫宫颈口，加强宫缩，加快产程。

怀孕期间，宫颈口是紧紧闭合的，临近分娩时，宫颈口周围的肌肉变软，开始准备打开。首先是外宫颈口，接着是内宫颈口，两个阶段后宫颈口全部打开。

阵痛间隔变短，疼痛感增强

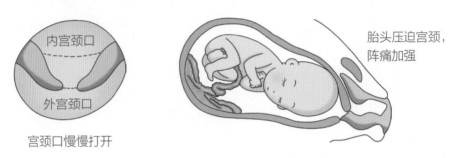

胎头压迫宫颈，阵痛加强

宫颈口慢慢打开

阵痛开始的时候是 10~15 分钟的无规律间隔，然后会缩短到 5~10 分钟的有规律间隔，痛感也会变强，肚子、腰、后背都会疼痛。宝宝入盆后，头部位于盆骨内，最有疼痛感的是尾骨和耻骨周围。受胎儿的头压迫，宫颈口慢慢被撑开，阵痛会加强，变为 3~5 分钟一次，并且越来越强烈。当阵痛变为 1~3 分钟一次时，宫颈口打开，这就是宫颈口开至 8~10 厘米的过程。这时候的胎儿还没有完全出来，是宫缩疼痛最为尖锐的阶段，对准妈妈来说，也是身心经受最大考验的时候。准妈妈如何顺利度过这个时期，是分娩中最需要掌握的关键所在。

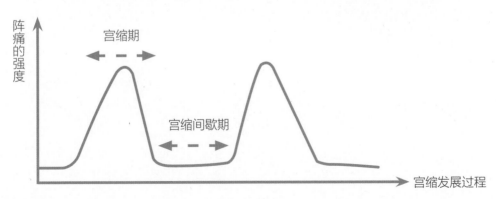

宫缩阵痛自我调节方法

疼痛有时会少于1分钟

宫缩阵痛最大的特征是：无论多么强烈的疼痛都有缓歇的时候。疼痛最长持续1分钟，之后会慢慢缓和。宫缩间歇期，有些产妈甚至不相信自己刚才发生宫缩阵痛了，因为疼痛的时间很短。

利用阵痛间隔休息

生孩子会持续很长时间，会消耗很多体力，所以不疼的时候一定要好好休息。喝水、吃东西、解小便，这三件事情一个都不能少，在宫缩间歇期为分娩补充体力并且排空膀胱，促进胎头下降。

阵痛会持续

宝宝会随着阵痛而出生，他一边转动，子宫一边收缩。所以，准妈妈不要一味想着"太疼了，真讨厌，赶快结束吧"，而要告诉自己："宝宝正在被子宫推挤，越是感觉疼，宝宝就离这个世界越近""宝宝在和我一起努力，再坚持一会儿，宝宝就会出生的"，始终保持乐观的态度，才能早一点见到小宝宝。

过来人经验谈

忍住疼，坚持就是胜利

当时疼得我都不想生了，感觉忍受不了那种疼痛，但是想起家人在外面等候，又想到宝宝也在跟我一起努力，我就坚持下来了。

过来人经验谈

肚子胀痛可能就是阵痛

刚开始的时候，我没有意识到这是阵痛，就感觉肚子胀痛，晚上睡不着觉，疼了一宿，早上疼痛加剧，去医院，医生检查宫颈口已开，可以准备分娩了。

宝宝也在努力

第一回旋	第二回旋	第三回旋
宝宝侧着身子，后脑勺朝向侧前方，为了进入骨盆平面，宝宝的下巴会收缩抵住前胸，把自己缩成一团。	进入骨盆平面后，宝宝的头会发生旋转，使后脑勺正对着妈妈的肚子，以便使自己能以头颅最小的径线通过骨盆。	头部进入骨盆后，胎儿会沿着弧形的产道向下，下颌会抬起，变成头部仰伸的姿势。

在第一产程产妈要保持精神平静、放松

在这个阶段，产妈要保持精神平静、放松，避免紧张、恐惧和焦虑。可以听音乐、看连续剧、看可爱宝宝的图片来分散注意力；宫缩时不要过分关注疼痛，眼睛最好注视一个固定点，调整呼吸，分散注意力，减轻产痛。

待产时要保证进食进水，以补充体力，比如可以喝牛奶、酸奶或能量饮料。

及时排空膀胱，最好1小时解一次小便，不要等有感觉了再去排尿，以免过度充盈的膀胱阻碍胎头下降，影响产程进展。

多变换体位，坐下、站起来、下地走走、蹲在地上，总有一个姿势能让你处于更舒服的状态，减轻宫缩疼痛。

第一产程：均匀呼吸，无须用力

刚开始出现规律宫缩的时候，产妈的精力还比较充沛，可以抓住这一时机及时补充营养，为后面的长时间用力做好准备。从规律宫缩（5分钟一次宫缩）至宫颈口开全（约为10厘米），需要持续数小时甚至更长时间，保持体力是十分有必要的。

缓解宫缩疼痛的正确呼吸方法：宫缩时产妈要有意识地进行胸式呼吸以缓解疼痛，宫缩结束时进行深呼吸使自己放松；深呼吸时吸气要深而慢，呼气时也要慢慢吐出；宫缩间歇期，最好闭目休息，养精蓄锐。

第一产程宫缩休息时或转变期应采取舒适的姿势

转变期的产妈

转变期是指第一产程末到第二产程开始之间的过渡阶段，是产程中最短的阶段。平均为 1 小时，通常为 30 分钟或更短。但是这个阶段产妈很难找到舒适的体位，因为宫缩疼痛会十分强烈。

在经过几小时的第一产程后，子宫收缩越来越强烈、越来越密集，有些产妈会缺乏信心，感觉没有止痛药就不能忍受，但这也表示宝宝马上就要娩出。产妈应该对自己和宝宝更有信心，保持稳定的情绪和耐心。

如果不想活动，可以采取以下的姿势：不断更换体位使自己处于最舒适的状态，并在宫缩疼痛的时候进行快而浅的高位呼吸。身体向前倾的姿势，不仅可以减轻腰酸背痛，还可帮助宝宝从枕后位旋转成易于生产的枕前位。

比较舒适的姿势

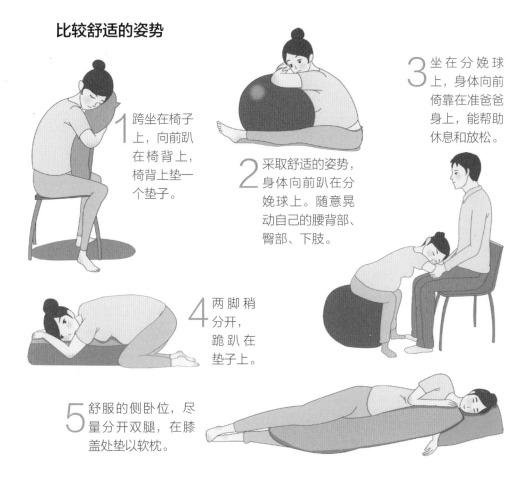

1 跨坐在椅子上，向前趴在椅背上，椅背上垫一个垫子。

2 采取舒适的姿势，身体向前趴在分娩球上。随意晃动自己的腰背部、臀部、下肢。

3 坐在分娩球上，身体向前倚靠在准爸爸身上，能帮助休息和放松。

4 两脚稍分开，跪趴在垫子上。

5 舒服的侧卧位，尽量分开双腿，在膝盖处垫以软枕。

分娩时你会配合医生吗？你的努力是顺产成功的关键

从规律的宫缩开始到胎盘娩出，分娩全过程共分为三大产程，即宫颈扩张、胎儿娩出、胎盘娩出。其中第一产程是宫颈扩张期，是最难度过的阶段，根据宫颈口打开的程度又可以细分为三个小阶段，每个阶段都有一些能做和不能做的事，这对减轻疼痛、顺利分娩非常重要。

第一阶段能做和不能做的事

阵痛开始，宫颈口开到 3 厘米。这个阶段不易察觉宫颈口是否打开，但会感到紧张和疼痛。

能做的事	不能做的事
变换姿势，尝试找到最舒服的状态	别高声喊叫，这会打乱呼吸节奏，消耗热量和体力，影响氧气供应
阵痛时，最好大口呼气。鼻吸嘴呼，随着宫缩的强度调整呼吸的速度	注意力一开始别太集中，不要详细记录过程，这会让准妈妈感到紧张、疲劳
按压、抚摸身体或用热水袋放在腰部，让产妈温暖一些，可缓解疼痛	如果闭上眼睛会感到头晕，那就睁开眼睛
如果是白天，尽量坐起来，晚上选择卧姿比较舒服	阵痛来临的时候不要过分用力，阵痛过去赶快松口气，放松一下紧绷的身体

第二阶段能做和不能做的事

此时，宫颈口开到 8 厘米，会感觉便意逐渐强烈，在宫颈口完全打开之前，不能用力，否则宫颈水肿会影响胎头下降，且会消耗大量体力。

能做的事	不能做的事
宫颈口开全以前，避免用力，实在忍不住可以进行浅而快发出声音的呼吸	身体别后仰，否则会加强腰骶部的疼痛。蜷起来会更轻松，趴在地上或床上也能减轻疼痛
呼吸时，要格外集中注意力，呼出气后自然地吸气，能有效预防过度通气	不要憋气，憋气时身体会不自觉地用力，增强产痛，有时甚至会出现头晕现象
配合呼吸法，按摩腰部、臀部，缓解肌肉酸痛	别采用易排便的姿势，产痛增强后不要采用如厕姿势，也别坐在椅子上

第三阶段能做和不能做的事

宫颈口从 8 厘米开到 10 厘米，接近开全，可能会有极其强烈的排便感。

能做的事	不能做的事
用力时，闭上嘴或低声呻吟，张嘴很难用上力	用力时，要感觉到腹部的压力，而不是向上用力
分娩时，稍稍抬起上身蜷起身体，产道的角度会更利于分娩	身体别向后倾斜，否则会改变产道的弯曲角度，让胎儿更难通过
给腹部施压时想象阴道口在打开，在脑中模拟胎儿正顺着产道逐渐下降的场景	用力要配合阵痛，阵痛没来时不要用力，阵痛一结束要全身放松
想用力就进行哈气、喘息、吹蜡烛的呼吸运动，缓解想要用力的欲望	第一产程末期可能会想用力，但不能用力，否则会使宫颈水肿阻碍胎头下降，同时消耗体力

入院后的注意事项

到了医院，并不意味着马上就进行分娩。首先应进入待产室做各项检查，医院会根据检查结果和准妈妈情况决定什么时候进产房分娩。

办理入院手续

入院前，要在家人的帮助下办理入院手续。医院白天、双休日、夜间手续办理的流程是不同的，通常入院要写入院申请书等必要的记录。在诊疗时间外，如果阵痛十分强烈，可以先分娩后办手续，需要准妈妈或家属签字，同意在医院生产。办理手续的程序如右图：

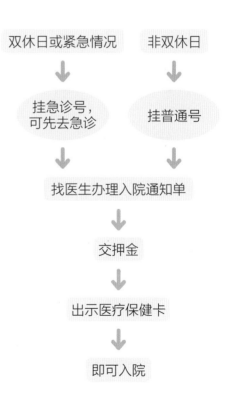

入院检查

入院后，要做几项检查，产科检查项目有胎心监护、检查宫颈条件、阴道/肛门检查、B超、腹部触诊、测量腹围；一般检查项目有测量生命体征（体温、血压、脉搏）、体重称量、血糖检测、尿液检查、血液检查。主治医生还会问一些相关问题，如"阵痛什么时候开始的""有没有见红和破水""胎动怎么样"，通过这些可以掌握准妈妈生产的进程。检查的顺序如下。

1. 问诊、内诊检查
了解宫颈口开合情况，有无破水和见红，阵痛开始时产妈的情况。

3. 监测胎儿的状况
利用胎心监护仪可以监测胎儿的心跳和宫缩的情况。

4. 尿液检查、血液检查
检测尿中是否有蛋白质，结合血压判断是否有子痫风险；血糖测量了解产妈是否存在高血糖或低血糖，是否需要医疗处置；提前配血防止分娩过程中出血过多需要血液输注。

2. 体温、脉搏、血压、体重测量
严格测量血压，确定是否有妊高征，避免高血压对分娩造成不良影响。

去待产室接受检查

阵痛分两种：第一种是宫缩强烈有规律，宫颈口慢慢打开，可直接进入待产室；第二种是宫缩很微弱，宫颈口打开，也出现了见红，要继续观察。有的产妈去医院后有宫缩但不规律，宫颈口未开，离分娩还有一段时间，可以先回家好好休息。

家中耐心等待

如果宫颈口还紧紧闭合，可以继续在家观察，并做下蹲运动；如果宫颈口打开，并且伴有破水的情况，应直接去医院。

分娩进程逐渐推进

当宫缩规律、宫颈口扩张3厘米左右时，可以直接进入待产室，一般宫缩会持续30~40秒，期间会有5~6分钟的间隔。当宫颈口打开9~10厘米时，就可以进入产房分娩了。

依宫颈口扩张情况进行分娩

依具体情况进行分娩

由于体内激素的影响，准妈妈的宫颈口逐渐变软，胎儿头部的压迫使宫颈口扩张。此时，准妈妈的身体、心理状况都会影响宫颈口的扩张。

准妈妈要明白：强烈的阵痛和宫颈口的扩张是相辅相成的。宫颈口打开但是阵痛很弱，胎儿不会出来；阵痛变强但宫颈口没有打开，胎儿也出不来。所以，必须宫颈口打开、规律阵痛同时满足才能促进胎儿的降生。

放松身心促进宫颈口张开

肌肉紧张会使肌肉变硬。举个生活中的简单例子：当我们握紧拳头，手掌就会变硬；松开拳头，手掌就变软。同样，心情保持舒畅，身体放轻松，宫颈口就更容易打开。因此，紧张对顺产没一点好处，准妈妈应以放松的心态面对分娩。

宫颈口张开时的感觉

分娩时，宫颈口最大能够打开到 10 厘米，这个过程的进展速度因人而异。一般来说，刚开始的时候比较慢，之后速度会加快。第一次分娩时，从阵痛算起，整个分娩过程需要 11~12 小时。宫颈口开至 3 厘米约需 8 小时，占整个第一产程时间的 2/3，之后宫颈口会加速扩张，宫缩阵痛也开始加剧，从 3 厘米到 8 厘米，这个过程只需约 2 小时，之后从 8 厘米到开全，速度会稍放慢，约需 0.5 小时。

马大夫
特别叮嘱

宫颈口不开怎么办

宫颈口向子宫内延伸的肌肉被称为软产道，肌肉变硬、宫颈口难以打开的情况被称为"软产道强韧"。由于激素和阵痛的作用，宫颈口会慢慢变软。如果碰到软产道不开，可以借助药物软化宫颈；若无效则需进行剖宫产术结束分娩。一般情况下，同胞姐妹的生产情况会比较相似，可以互相交流生产经验。

宫颈口全部打开的过程

分娩开始（阵痛间隔为 5~10 分钟）
了解宫颈口开合情况，有无破水、见红，以及阵痛开始时产妈的情况（图 1）。

用时最长的阶段（阵痛间隔为 5~10 分钟）
产妈对子宫的收缩有了强烈的感受，也是时间最长的阶段，到此时，宫颈口打开至 3 厘米（图 2）。

第一产程宫颈扩张期不能使劲
宫颈口从 3 厘米开到 8 厘米，这是第一产程中宫缩最活跃的时期，宫缩越来越频繁，疼痛感越来越强烈，此阶段不能使劲（图 3）。

快要进产房生宝宝了（阵痛间隔约为 1 分钟）
宫颈口全部打开，从宫颈口到阴道口已经连成一体，成为胎儿出生的通道。配合宫缩保持用力，马上就能跟宝宝见面了。

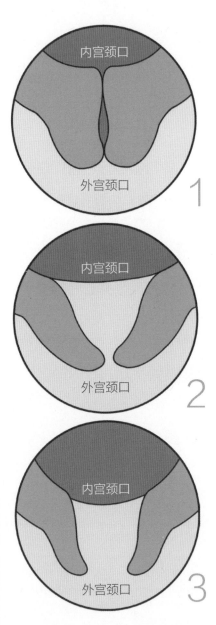

内宫颈口和外宫颈口打开过程

如何对付阵痛

阵痛和普通疼痛的感觉不同，阵痛是逐渐变强的，疼痛增强就说明胎儿要出生了，面对节奏越来越快的阵痛，不能恐慌，可学习以下缓解阵痛的方法。

将阵痛变为分娩的动力

胎儿的娩出需要借助阵痛的力量，可以选一些姿势帮助推进分娩，将阵痛很好地利用起来，成为分娩的动力。

不能完全躺着，可以不断调整姿势，找到使自己最舒适的状态，如侧卧、正坐、盘腿等。阵痛的间隙休息一下，等待下一次阵痛的来临。

利用重力对付阵痛

在等待分娩的过程中，站立、坐在椅子上、蹲着、挺起上身的姿势等都能利用重力加速胎头下降，产妈的姿势在方向上如果和重力的方向相同就会很省力。但如果宫颈口已明显张开，则不宜采取以上姿势。

可以适当下床活动，促进分娩。散步的时候，可以试着听歌哼歌，恢复精神。这些都会比静卧更舒服。

让身体动起来

阵痛一波接一波，为了顺利地产下宝宝，产妈应及时让自己的身体动起来。

盘腿坐打开骨关节

两脚相对，双手放在膝盖上适当向下施压，既可以缓解阵痛，还有助于打开骨盆关节，使胎儿顺利产下。

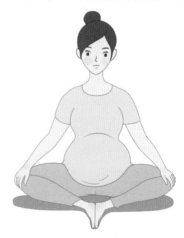

抱住椅子靠背坐着

像骑马一样坐在椅子上，两腿分开，双手抱住靠背，低头。如果医院有摇晃的椅子，可前后摇动，能减轻疼痛，减少腰部负担，有利于产道扩张。

抱住丈夫

让丈夫抱住自己。跪坐在自己的脚上，双手抱住丈夫的肩膀。除了丈夫，也可以选择其他亲人，这样能放松心情。

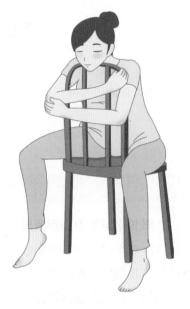

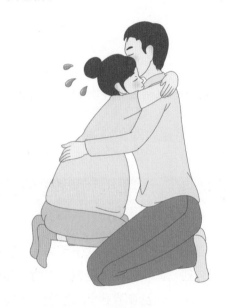

蹲坐在丈夫前面

产妇双脚分开，蹲坐在垫子上，背部靠在丈夫的怀里，头部靠在其肩上，双手托住下腹部，丈夫从后面环抱住产妇的腹部。这样利用重力作用能直接压迫到宫颈部，刺激子宫强而有力地收缩，可帮助缩短第二产程，还能使骨盆的出口变宽，倾斜角度降低，有利于快速分娩。同时，蹲坐着的时候孕妇会比较舒服，有利于缓解其紧张不安的情绪。

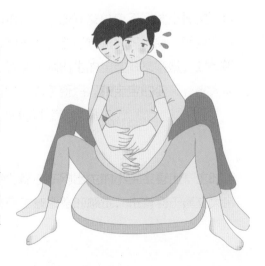

上身采取稍挺起的靠卧姿势

调整床的倾斜度，或用枕头、坐垫将上身稍微垫高。这种靠卧姿势比完全仰卧更容易缓解疼痛。可以自己尝试调整床头抬高的角度，找到最舒服的半坐卧位。

利用网球推高肛门

不能用力却想用力时，可用网球抵着肛门到会阴的部位，然后坐在上面。也可以利用手指压迫。

把体重负荷在墙上

手压着墙壁，身体前倾，将体重负荷在墙壁上。站立的姿势也有助于胎头下降。

扭腰

慢慢扭腰能促进分娩，有效缓解阵痛。

扭腰的动作要领：两脚分开与肩同宽，深呼吸、闭上眼睛，同时前后左右适当扭腰、摇摆臀部。

补充热量

忍受疼痛会消耗一些体能，可以利用阵痛的间歇补充热量，但别吃生冷或油腻的食物，也不要过多进食。可吃些容易消化的食物或喝一些补充体力的饮料，如温牛奶、蜂蜜水、运动功能饮料等。

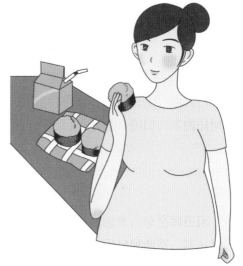

泡脚

血液循环不畅会加剧子宫收缩时的疼痛感。可以采用温暖足部的方法改善血液循环，如穿上保暖的鞋子、温水泡脚等，促进血液流通、减轻疼痛。

听听过来人的说法

分娩前，尽量让丈夫帮助自己，可以在下蹲的时候靠着他，拉着他陪自己散步，实在痛苦的时候甚至可以拿他撒气。

我家离医院很近，临产阵痛的时候，走路去医院。丈夫因为出差没有在我身边，在阵痛的过程中，医生给了我很大的帮助。特别疼的时候，我直接喊了出来，医生和我一起做深呼吸。现在想想，如果没有医生的帮助，我当时会很无助。一旦进入待产室或者上了产床，有事情千万不能自己憋着，要说出来，自然有人帮你分担。

分娩前，看到孕产书里说，顺产都会在产床上大便、尿尿，还很想笑。没想到，等我分娩的时候也有想排便的感觉。

我当时害怕宫缩会很痛，想尽早剖宫产，可是主治大夫鼓励我自己生，没有选择剖，现在想想，真是很佩服当时的自己！

如果在分娩前做好准备，整个过程将会是比较顺利的。特别是在孕晚期，常常做分娩准备动作，能放松神经、减轻分娩时的疼痛感，有助于顺利生下宝宝。

生的时候要听从助产士的话，掌握用力时机。如果乱用力，不仅浪费体力，还可能会使会阴部撕裂。所以，尽管很疼，我还是一直听从安排。

在分娩过程中，有时候阵痛真的难以忍受。除了听从助产士的话，我自己有一些动作也起到了缓解阵痛的作用。将手放在椅子或台面上，腰部做画圈般旋转，感觉舒服多了。

在疼得受不了时，最好不要大喊大叫，否则容易过度换气、消耗体能。

趁阵痛的间隙休息一下

充分利用阵痛的间隔休息

分娩是一个长时间的过程，如果从一开始就用力，后期肯定非常疲劳。为了保存体力，要利用阵痛间隙休息。可以跟家人说说话，听听音乐放松心情，总之怎么舒服就怎么做。

保持冷静是成功分娩的关键

临产前，谁也不知道将要发生什么，阵痛的痛苦比想象中难熬许多，体力也许会透支。为了避免慌乱紧张，在孕期可以多看孕产育儿书籍，学习减轻痛苦、顺利分娩的方法，并且经常预想分娩的流程。

掌握正确的分娩呼吸法

为了给胎儿输送氧气，分娩的时候以呼吸用力方式为主，阵痛前后要分别进行两次深呼吸。

最基本的方法是深呼吸

分娩时，最基本的呼吸法有憋气和吐气。呼吸的调节很重要，吸气的时候身体紧张，吐气的时候让人放松，体力耗竭的时候可通过慢慢呼吸来放松身体。在分娩过程中，吸气时往往是没有意识的，可有意识地用鼻子吸气，采用肚子鼓起的腹式呼吸法憋住气后用嘴长吐一口气，然后深吸一口气继续憋气用力，慢慢地、长长地吐气。最好能在妊娠的过程中模拟练习（注意：练习时可以憋气，但不能真的用腹压往下用力），在分娩过程中就会形成很自然的吐气条件反射。

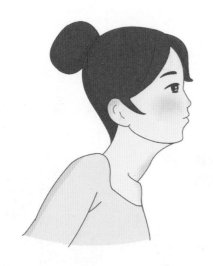

长长地、慢慢地呼吸

大口大口地呼气吸气，会非常快地消耗体力。所以分娩时的呼吸要慢慢地进行，收拢嘴，慢慢地、长长地呼气才可以节省体力。

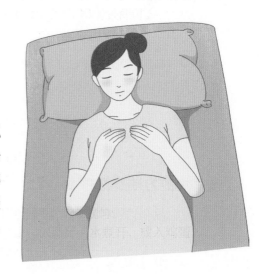

吐气的时候不用力

最能让准妈妈舒服的做法是吐气的时候不用力，一边呼吸，一边放松身体。练习的时候要试着体验那种感觉，可以将手放在胸和肚子上，慢慢地深呼吸。

过度换气不是好事

分娩时，阵痛会让准妈妈感觉痛苦、不安和紧张，有的准妈妈会在无意识的时候拼命呼吸，突然感觉手脚变麻，头脑"嗡"的一声发晕，被称为过度换气综合征。主要是因为呼吸过频，二氧化碳排出过多，引起碱血症，影响大脑对呼吸运动的调控。

当察觉到手脚发麻时，要告诉身边的助产士和护士，用自己的手将不漏气的纸袋、信封或塑料袋放在嘴边，规律、缓慢地呼吸，能帮助控制吸氧量，减少二氧化碳排出量，以使身体达到正常的酸碱平衡。

事先准备的"护身符"派上用场

为了缓解阵痛带来的恐惧，可以事先准备一些能让自己放松或心情舒畅的物品，作为专属的"护身符"。这"护身符"是为了让自己放松、勇敢分娩，每个人可以有不同的形式，产生不同的效果。

顺利分娩的"护身符"

B超照片

有的人将腹中胎儿的B超照片带在身边，看胎儿的照片会有一种期待感，也会有巨大的动力坚持下去。

家人的照片

可以把新婚旅行时的照片或跟丈夫在一起的照片带在身上，疼痛的时候攥在手里，给自己打气。没有什么比家人的安慰更让人有勇气坚持下去。

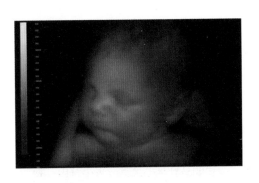

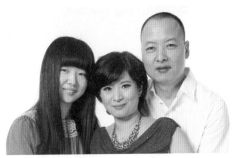

默念鼓励自己的话

我是个很棒的妈妈！

我一定会成功的。

来吧，我已经做好生产的准备！

生产时，我才是最佳女主角。

当宫缩越来越强烈时，代表宝宝和我的距离也越来越近，宫缩赐给我生产的力量，我要肯定宫缩、欢迎宫缩，与宫缩和平相处。

虽然很疼，但阵痛的持续时间最长也就1分钟，坚持就是胜利。

亲爱的宝贝，妈妈知道你现在正经历一段艰辛的过程，但等你的身体通过产道后，我们就可以见面了，妈妈给你勇气与力量，相信你一定有足够的能力顺利通过的，宝贝加油啊！

分娩的最佳用力时机

掌握最佳用力时机

随着分娩时间的推进，什么时候用力？什么时候不用力？其实很简单，宫颈口开全被送入产房开始第二产程，宫缩来了觉得疼就需要用力，而不疼的时候就不要用力，好好休息。

马上要出生的宝宝

宫颈口还没有完全开启时：

因为产道细长，胎儿出生的时候要改变头的方向。等宫颈口完全打开的时候就可以用力。

宫颈口的样子：

宫颈口就像一个正在扩张的甜甜圈，每一次宫缩它都向外扩张一点，当宫颈口开到6厘米左右的时候，产妈能清楚地体验到宫颈扩张的感觉。

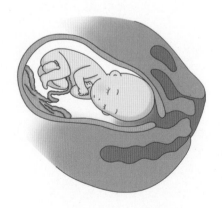

自然地用力：

宫口开到6厘米之前会发生破水，破水后，胎头直接压迫宫颈口，可能会想用力，但此时不能用力。因为宫颈口还未开全，如果用力会增加胎头对宫颈口的压迫，引起宫颈水肿，阻碍胎头下降。宫颈口开全后，即可开始用力，用力方式和平常大便时的用力方式相似，在每次宫缩的时候，憋住一口气，用腹压往下用力，就像拉大便一样。先产下胎儿的头，压迫宫颈口的时候就会感觉要用力。

在宫颈口完全打开前，被强烈压迫的宫颈口会水肿，宫颈口的打开就会变得困难，被压迫的胎儿也很痛苦。在很短的时间内（1~2分钟）会有相当强烈的疼痛感，此时对准妈妈来说也是最辛苦的。此时，还不能用力，可以用呼吸法和按摩法让身体放松，努力坚持。

错误用力导致的后果

阻碍宫颈口的张开

当宫颈口还没有全打开的时候用力，宫颈会因为胎头的过度压迫而水肿，通道变狭窄，不利于胎头下降，也不利于宫颈继续扩张。如果这样，分娩的时间就会增长，胎儿和产妈的负担都会增加。

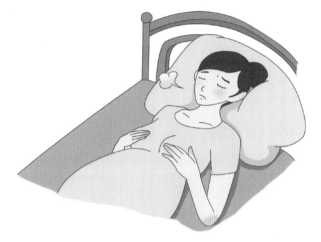

导致会阴部撕裂伤

会阴部撕裂是第二产程盲目用力导致的后果。胎头娩出是一个缓慢的过程，不可过急，要给宝宝适应的时间，待助产人员协助胎头娩出。当胎头快要娩出的时候，医生会让你不要用力，因为如果用力的话，会在胎头娩出的一瞬间形成严重的会阴部撕裂伤，会影响阴道的恢复，产后恢复时间变长。

宝宝的头部会受到压力

宫缩阵痛时，胎儿会受到子宫的压力。宫颈口还没有完全打开的时候，如果腹肌及膈肌协同作用于子宫，会增加子宫的负担，胎儿也得不到充足的氧气和营养。

此时，为了自己的健康和宝宝的顺利产出，还不能用力。

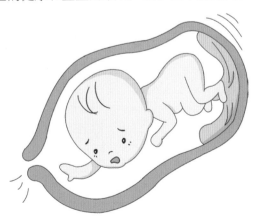

按压臀部以缓解疼痛

用网球按压

将网球放在臀部下面，并坐在上面。臀部受到强烈的压迫会很舒服，很多有过生产经历的妈妈们都说"网球是必需品"！

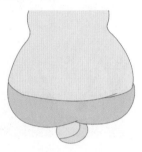

用自己的脚跟按压

可以在地板上铺上垫子，跪着或半跪在上面，用自己的脚跟按压肛门附近。

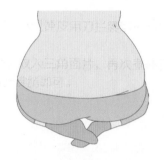

请丈夫或助产士用拳头按压肛门周围

用工具按压肛门周围可以有效缓解疼痛。可以请助产士或丈夫用拳头按压肛门周围。按压疼痛的部位时加以按摩会使准妈妈的心情变好，按压的时候会出现"孩子好像要出来了可是还没有出来"的感觉。

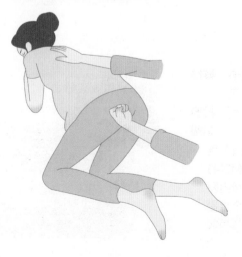

听听过来人的说法

用质地很硬的球放在肛门周围，坐在上面，这是刚分娩过的表姐告诉我的经验。顺便补充下，如果在床上做，最好准备两个球。

开始的时候不怎么疼，我心想："都说怎么怎么疼，也不过如此"。结果后来疼得实在忍不了，宫颈口也开得不好，就让老公签了剖宫产的手术单，后来慢慢又没那么疼了，就自己生了，想想也觉得很神奇。

第一产程特殊情况的处理

胎头已下降至骨盆底，但子宫颈未全开

若子宫颈还未全开，但胎头已完全降至骨盆腔，因胎头压迫直肠神经，产妈会有强烈的便意并想用力，为了避免压迫子宫颈造成水肿，建议采取膝胸卧位或侧卧位方式来减轻胎头的压迫。这时，一定要保持呼吸避免憋气，完全放松会阴肌肉。准爸爸要在一旁不断地鼓励与提醒，可以紧握产妈的手帮忙分散她想用力的感觉。

子宫颈已全开，但胎头未完全下降至骨盆底

若子宫颈已经全开，但胎头还没完全下降，这时医护人员会评估子宫收缩的强度、子宫颈是否水肿、胎头与骨盆是否对称等问题。

为了加速宝宝旋转下降，产妈可以改变不同体位，如四肢伏跪、双膝跪地趴在分娩球上、婴儿姿等体位，同时前后左右晃动身体，或于床边坐在分娩球上摇晃骨盆，这样做除了可以放松骨盆、增加骨盆腔空间，还有助于宝宝寻找角度下降。

当产程迟滞时

若准妈妈已经到了预产期，仍然无分娩迹象，或胎膜早期破水而无宫缩，或待产期间出现子宫收缩乏力、产程过长的情况，可尝试刺激敏感部位（持续刺激乳头）、热敷宫底（宫底是在子宫最上面、胸部下方位置）、精油疗法或多走路、坐在分娩球上摇骨盆、做开脚半蹲姿运动、爬楼梯等促进宫缩及产程进展。

催产素的使用时间

有的准妈妈在分娩前，阵痛很微弱，为了让胎儿更好地出生，可以使用催产素，促进顺利分娩。一般会以一分钟几毫升的点滴量注入准妈妈体内，增强宫缩的强度。同时，医生会用胎心监护仪来监测胎心。点滴的注射量不会引起胎儿和准妈妈的异常，不用担心。引产有时候可能需要两三天，一定要耐心等待。

"协和"妈妈幸福分娩故事：
坚定信心，帮助我成功顺产

那是我永远忘不了的一天，2022年4月15日，是我最幸福的日子，也是最值得纪念的日子！

在怀宝宝之前，我对孕产知识知之甚少。怀宝宝后，开始有意识地关注孕产知识，也听了很多孕妇课。这些知识给我这个准妈妈提供了很大帮助。

怀孕后，为了更好地照顾我，我母亲特意从外地来到北京，她总是说我年纪不小了，劝我剖，说家里医院很多都是去一个剖一个。我都一笑而过，北京协和医院的产科大夫都是鼓励大家顺产，我也想试一试。

当预产期过了几天，母亲又开始着急了，天天在耳边跟我说："剖了吧，手术也很快，也不疼。"可是，不管她怎么说，我都主意已定：自然分娩！

在预产期过后5天的一个中午，我突然觉得身下有动静：见红了。我很欣喜，但没有慌乱。母亲让我去医院，可我还没有宫缩，不用紧张，我和老公商量后认为还是顺其自然好。那一宿几乎没睡，凌晨三四点肚子开始不舒服，让老公开始计时，十几分钟宫缩一次。我吃了点儿东西，早晨6点多到了医院，接着就进了待产室……

至此，我依然对顺产充满信心，尽管当时待产室的医生让我不要太乐观——宫缩不好、胎儿偏大，但我都没有动摇，其他指标都正常着呢。中午12点多，宫缩明显增强，我把吃的饭都吐了出来，但我稍微舒服一点就坚持吃东西、喝点水。下午3点多，宫颈口开得比较顺利，医生给破水了，下午4点25分，终于听到宝宝的哭声，我成功顺产了一个3150克的健康男宝宝！激动、喜悦、感慨等情绪瞬间全部涌上来，让我热泪盈眶！

我想告诉各位产妈，一定要坚持自己的信心和信念，不要过多受外界因素的影响，当你真正体验之后，才明白做母亲的伟大和幸福！

阵痛过程中的各种问题

问：什么是过期妊娠？如何避免？

马大夫答：预产期通常是在孕 40 周，临床上在孕 37 周 +7 天（即 38 周）~ 41 周 +6 天生产都属于正常妊娠范围，≥ 42 周为过期妊娠。过期妊娠易导致胎儿窘迫、羊水量减少、分娩困难及损伤，甚至引起胎儿死亡，故应引起重视。如果临近预产期还没有动静，准妈妈就要加强运动，促进胎儿入盆。过了预产期就要到医院就诊，医生会根据情况采用 B 超检查和药物催生等方法。

问：当阵痛消失时该怎么办？

马大夫答：这是子宫和宝宝休息的时间，请配合宝宝进行短暂的休整。分娩的过程中，由于准妈妈疲劳，或胎儿不能回转，或其他原因，出现阵痛变弱或消失，这并不稀奇。这时准妈妈最好休息，如果困了可以睡觉，饿了也可以吃东西。如果有精神还可以散散步或者洗个澡，做一些促进分娩的事情。对待分娩，准妈妈应保持轻松的心情。

问：胎宝宝身体压到脐带会妨碍其呼吸吗？

马大夫答：可以通过 B 超或者胎心监测仪观察宝宝的状态。因为肚子中的胎儿不是用肺呼吸，所以很多妈妈担心身体蜷曲压到脐带的时候会影响胎儿的呼吸。胎儿的氧气和营养是通过脐带输送的血液供给的，如果脐带过于扭曲会影响血液畅通，胎儿就会得不到充足的营养和氧气。不过一般情况下，身体的蜷曲是不会对胎儿有影响的。

问：阵痛会不会压迫到宝宝的心脏？

马大夫答：一般来说，医生会视情况给准妈妈输入葡萄糖来防止这样的情况发生。阵痛时，子宫收缩如果压迫脐带，不能给胎儿输送氧气而导致胎儿心跳加速，这是分娩常有的事情，不用太过担心。还有可能是因为羊水变少、脐带缠绕等原因导致胎儿心跳减速。阵痛间隙期如果胎儿长时间心跳减速，就要输入葡萄糖来给胎儿补充营养和能量。如果遇到胎儿心跳不正常，比如快速下降无法回升，就要及时进行剖宫产。

宫颈口变化	产妈的感觉	产妈的应对	陪伴者指导
宫颈口开大小于 3 厘米	·兴奋，"这就是临产的感觉吗？" ·高兴、渴望、焦虑 ·可能有点害怕	·应少量多次进食 ·宫缩不强且未破膜，疼痛不明显，可在室内适当活动，有助于促进产程进展	·保持镇静
宫颈口开大 3~8 厘米	·表情变严肃 ·由兴奋到注意力集中 ·想躺下或坐下休息 ·由于子宫收缩渐强，产妈注意力更集中 ·不再说笑	·吃高热量、易消化的食物，并注意摄入充足的水分，以保证充沛的精力和体力 ·初产妇宫颈口近全开或经产妇宫颈口扩张至 3 厘米时，产妈已能明显感觉到疼痛，应左侧位卧床	·产妈表情严肃时，陪伴者准备好所需物品，如湿毛巾、音乐等 ·协助产妈改变体位
宫颈口开大大于 8 厘米	·自我怀疑 ·宫缩更强 ·不知如何是好，想知道是否快生了 ·可能感到热、冷或恶心	·疼痛感达到顶峰，已经疼得吃不进去东西了，根据宫缩进行拉梅兹呼吸法，留存体力 ·每 1~2 小时排尿一次，以免膀胱充盈影响宫缩及胎头下降	·帮助产妈利用呼吸放松 ·每次宫缩，陪伴者都给予支持和鼓励，说"你能行"等鼓励话语

疼痛评分指数（PRI，the Pain Rating Index）让你对分娩痛明明白白

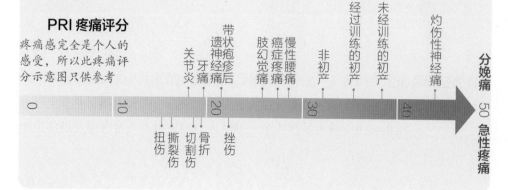

第二产程（胎儿娩出期），调整姿势，听助产士口令呼吸

胎儿娩出期

胎儿娩出期，是指从子宫颈全开到胎儿娩出的过程。当子宫颈全开以后，就进入第二产程。这时，胎头会慢慢往下降，产妈感到疼痛的部位也逐渐往下移。这时，宝宝胎头逐渐旋转下降，最后娩出。初产妇要1~2小时，经产妇要几分钟到1小时。娩出期过程如下图。

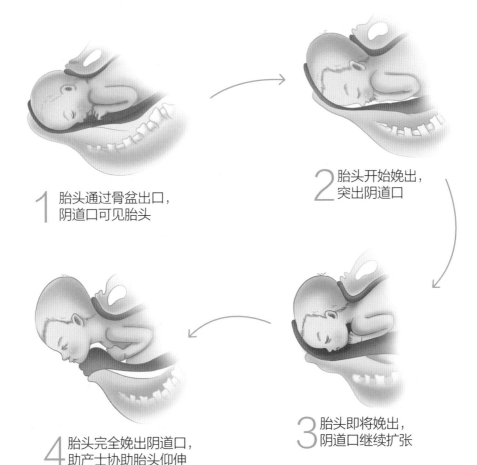

1 胎头通过骨盆出口，阴道口可见胎头

2 胎头开始娩出，突出阴道口

3 胎头即将娩出，阴道口继续扩张

4 胎头完全娩出阴道口，助产士协助胎头仰伸

上产床前

宫颈口打开，利用阵痛间隙去分娩室（产房）

宫颈口接近开全的时候，准妈妈应从待产室移动到产房。一般产房和待产室不会太远。移动的途中，如果开始阵痛，就停留在原地不要走动，大口呼吸，让疼痛缓解。放心，这一路都有助产士和护士陪着。

在产床上，等宫颈口变软、完全打开的时候，要在助产士的带领下好好呼吸，正确用力。

了解需要接受的医疗处置

在生产前要进行的医疗处置并不是必须，但为了分娩的安全，需要做些必要的检查，准妈妈可能会感觉不舒服。不同的医院有差别，最好提前了解，做好身心准备。

静脉输液——补给水分，紧急时输注抢救药物

进行分娩时，要确保血管没有异常。对准妈妈进行输液，输入与体液相近的电解质液体，建立静脉通路。

按压法——按压肚子让胎儿产出

胎儿不能顺利娩出时，医生会按压准妈妈肚子靠上的位置，增强宫缩以促进胎儿的娩出。

会阴切开术——尽快帮助分娩

胎头没有伸出来时，会阴部会变薄。变薄的会阴如果被胎儿头部撑裂，裂开的程度很难把握，如果是三级撕裂，较难恢复。特别是初产妈妈，会阴的组织弹性不是很好，医生一般会侧切，帮助加快胎儿娩出，保证会阴部相对完整，减轻产妈的痛苦。

导尿

准妈妈受阵痛的影响，精神紧张，可能解小便困难，这就需要用导尿管导出尿液。导尿时，会有尿路刺激的不适感。子宫的前面就是膀胱，膀胱和产道相邻，膀胱潴留尿液，胎儿就很难产下。

趁着阵痛的间隙上产床

进入产房，看到产床，有的产妈也许会感觉恐慌和紧张。产床是为了方便分娩、减轻产妈疼痛和增加分娩安全而建造的设备。分娩就在眼前，为了宝宝要勇敢。

了解什么是产床

在医院，产妈宫颈口完全打开后就要上产床生产。产床是类似于斜椅式的床，高度可以调节，靠背可以自动升起、放下。

半坐卧位

除了平躺，产妈还能以半坐的姿势靠在产床上，根据分娩的需要随时调整姿势，减少负担。

握紧

产妈需用力的时候可抓住产床两侧的把手，这把手就是为了方便产妈用力而设计的，牢牢抓住把手能增强腹部的力量，提高产力。

脚踏板

产妈用力时，将脚蹬在脚踏板处，可提高腹部的力量，增加产力。

半仰卧位——向下用力

现在大多数医院采用躺在产床上向下用力的半仰卧位的分娩姿势，这样方便观察分娩进程，遇到紧急情况，可以第一时间采取应对措施。但这种姿势可能会导致子宫压迫腹主动脉、下腔静脉，母体血液循环不畅，影响胎儿血氧供应。为了避免这一问题，产妈可以将腿弯曲、背部仰起 20~30 度，这样腹部可以用上力，也不会影响血液流通，还方便观察会阴部的状态。

视线：关注肚脐周围

产妈要把视线关注点放在肚脐周围，尽量不要闭眼，也不要扬起下巴看着天花板，否则会影响用力。

手和脚：手握紧，双膝打开

产妈用力时，双手要紧握产床两边的把手，向上向后用力，两腿尽量分开，膝盖向外侧倾斜，给宝宝出生让道，避免将大腿合并，否则会导致产道关闭。

臀部：感觉特别想大便的时候，加大用力力度

腹部用力时，肛门附近会有被压迫的感觉，类似排便，当便意特别强烈时，可加大用力，促进分娩。

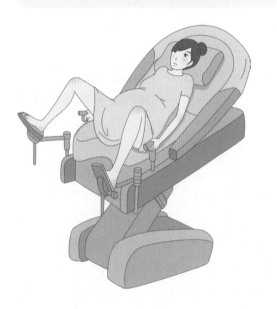

背部和腰部：腰不要弯，背部要完全下垂

产妈在阵痛时，后背和腰部要躺在产床上，可适当弯曲，弯曲程度以能看见肚脐为宜。如果过度弯曲，会导致产力向身体两侧分散而减小，不利于分娩。

第二产程：用尽全力，屏气使劲

医护人员会在产妈身边及时给予肯定和鼓励，使她们增强信心；在宫缩间隙尽量满足产妈的生理需求，如喂水、进食、擦汗等，并从细节上指导产妈正确分娩，如教她何时用力、怎样呼吸，帮助产妈树立信心，顺利分娩。

正确用力的方法：宫颈口开全之后，配合每次宫缩的阵痛，有意识地主动施加腹压，宫缩时，像解大便一样向下方用力，时间越长越好，以增加腹压，这种借痛使力的腹压不仅可以缓解宫缩的痛苦，也有利于胎儿的下滑娩出。宫缩间歇时，充分放松休息，至下次宫缩时再用力。对于初产妇来说，从宫颈口全开到胎儿娩出，一般需1~2小时。这个时间的长短跟产妈会不会用力、配不配合医护人员的指导有很大关系。

宝宝的出生

胎儿临产时的样子

一用力就看到了胎儿的头：胎儿通过产道时，在骨盆出口外，面部对着妈妈的后背，耻骨的弧度正合适胎儿的后脑勺与脖子之间的凹陷，比较容易通过。胎儿渐渐仰起下巴、翘起头，准妈妈一用力，就能在阴道口看见黑乎乎的胎头了（胎发的颜色）。

即使不用力也能看到胎儿的头：胎儿的头通过骨盆，面部对着妈妈的后背。阵痛暂停，产妈不用力的时候，也能在外阴处看见黑乎乎的胎头。胎儿的头紧逼会阴，会阴因压迫而扩张变薄。

胎肩和胎身的娩出较容易：胎儿头部出来后，接下来就是肩。在阴道内不能硬拉，90 度回转后，助产人员协助胎头旋转，恢复正常的位置后，适当按压胎儿颈部，前肩和后肩陆续娩出。胎肩和胎身娩出时，只需适当用力，宝宝的身体就会像小泥鳅一样滑出妈妈的体外。

胎儿的头骨会自动调整

分娩时，胎儿在通过产道的时候，一边回转，一边收起下巴，努力地通过产道。胎儿的头骨很软且存在生理间隙，会在通过产道的时候自然变形。柔软的头骨能避免因挤压造成永久性的伤害，顺利通过产道，这也是自然分娩的新生儿出生后"尖脑袋"的原因。这种头骨的自动调整会在出生几天后复

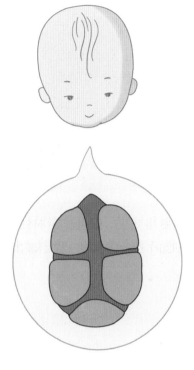

胎儿的头骨软且存在生理间隙，会在通过产道的时候自然变形

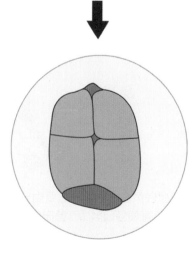

头骨的自动调整会在宝宝出生后几天还原，但是留有缝隙，特别是前囟

原。在宝宝拼连的4块头骨之间会留有缝隙，尤其以前囟缝隙最大，所以会感觉此处柔软且凹凸不平，还会感到脉搏的跳动。不过，这里覆盖有厚厚的骨膜，能保护宝宝免受外界的伤害。

宝宝出生的瞬间

产妈宫颈口张开到最大程度时，阵痛也在不断来袭。当产妈准备就绪后，助产士会做出"开始生产"的指示，产妈一定要注意控制好情绪，别逃避，勇敢面对。伴随着阵痛，掌握好用力的节奏，憋不住气使不上劲儿的时候，可以停下来稍作休息。

产妈开始用力时，胎儿也将骨盆完全地撑开，产程进行到一定的阶段，从阴道口便可以看见胎头了。此时，即使不用力，也能清楚地看见胎头，胎头初露不久就能见到整个脸部了。这时候，胎儿还是面向产妈的背部，要等待再次转动身体，露出肩膀，身体和脚也会随之出来，这样宝宝就诞生了。

在助产士的帮助下用力

看到胎儿的头部后，会阴部会膨起，产妈会感到会阴部疼痛或麻木，这都是正常的。此时不要用力或减小用力，如果特别想用力，可以调动全身的力量，进行哈气或者吹蜡烛样的短促呼吸。如果胎头、双肩都已经出来，即使不用力也没关系，仅仅子宫的收缩就足以将胎儿的身体和脚娩出。

剪断脐带

胎儿娩出后，要将连接在妈妈和宝宝之间的脐带剪断。在怀孕的过程中，准妈妈通过脐带把血液中丰富的氧气和营养物质传递给胎儿。在切断时，靠近宝宝的一侧要留出适当的长度，用手术剪剪断并消毒结扎。脐带中没有神经分布，所以妈妈和宝宝都不会感觉到疼。脐带一剪断，从胎盘流向胎儿的血流也就终止了。

第三产程（胎盘娩出期），保持平稳姿势，娩出胎盘

娩出胎盘

宝宝出生了，但生产还在继续，残留在子宫内的胎盘也必须分娩出来。

第三产程是指从胎儿娩出后到胎盘娩出的过程。等宝宝产出后将脐带钳夹住，再等胎盘自行剥落或协助排出。一般需要5~15分钟，不会超过半小时。

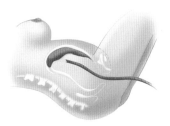

1 宝宝娩出后
  胎盘的位置

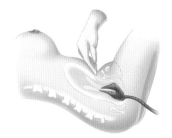

2 按压腹部和子宫，
  加速胎盘的排出

胎盘娩出的疼痛较分娩之前要轻得多，大多数人感觉不到痛感。由于子宫再次收缩，胎盘和胎膜从子宫内脱离，胎盘脱离后，检查胎盘的完整性，判断是否有胎盘组织残留。如果有会阴侧切或破裂的情况，要在胎盘娩出后进行缝合。

马大夫
特别叮嘱

过了1小时以上胎盘脱落不全的情况

如果胎盘剥离后，胎盘小叶数量不齐或胎盘边缘不光滑，说明可能存在胎盘残留。如果胎盘有部分残留在子宫中出不来，医生就会把手伸到子宫中将其牵拉出来，此时会伴随着疼痛，这是胎盘的徒手剥离法。

产后宫缩痛、会阴部缝合

胎儿娩出后，变大了的子宫要恢复到之前大小，开始自然收缩，这就是"后续阵痛"。这种后续阵痛每个新妈妈感觉是不一样的，有人觉得"跟生产时的疼痛相比根本不算什么"，也有人说"是出乎意料的疼痛！没想到产后还会有这么剧烈的疼痛"。

有的新妈妈在生产过程中有会阴撕裂或侧切，伤口需要缝合，即使进行了处理，还是会感觉到疼痛。

刚出生的宝宝

为了不让刚出生的宝宝体温下降，要让他躺在新生儿床上，进行身体畸形、皮肤完整性的检查，然后穿上新生儿服，最后进行详细的检查，完善相关体液、血液检查。

吸出羊水

新生儿刚从母体娩出，口腔和鼻子中会残留羊水。出生以后，新生儿要用肺呼吸，所以，在鼻腔和咽喉部的羊水、血液及黏液等要用新生儿吸痰器吸干净。

洗澡

新生儿的身体被一层类似奶油的胎脂包裹着，在擦拭的时候可能会伤到身体，因此不要盲目地擦洗。护士会用温水把新生儿身上的胎脂和残留的血液等污物轻轻擦除。

马大夫
特别叮嘱

该不该和早产的宝宝亲热

不足月就出生的宝宝，体温调节能力差，呼吸能力也比较弱，容易引起细菌感染，出生后要马上放到保育箱里面。所以，宝宝出生后，与妈妈接触的时间很有限。

尽管如此，爸爸妈妈也不要失望，可以多去宝宝所在的房间，在无菌处理后，触摸宝宝的头、手、脚、肚子等，还可以抱抱他，用饱含爱意的语言跟他说说话。

宝宝的身体检查

身长、体重

宝宝刚出生时候的身长和体重，可作为以后生长发育的参考数据。

心跳

检查新生儿心脏是否有异常时，应该参照出生前测得的心跳数。

肺部是否扩张

用听诊器对胸部、腹部、背部进行检查，检查肺部是否有异常。

囟门的大小

在新生儿头部的上方有块凹陷的地方，为囟门。如果能够"噗噗"的跳动，就表示没问题。

刚生产过的妈妈

在医院，护士会将刚出生的宝宝放到妈妈的身边，让妈妈和宝宝面对面。如果可能，尽量在30分钟内让宝宝吸吮乳头，进行哺乳。大部分新妈妈会大量出汗，记得将汗擦干净，更换内衣。测量血压、脉搏、呼吸频率及出血量，对会阴部缝合处进行清洗消毒处理。

产后的子宫会收缩恢复到孕前，如果收缩不完全或胎盘脱落后血管不能很好地愈合，就会引起大出血。因此，必要时可使用促进子宫收缩的药剂，以促进子宫收缩。

产后妈妈的身体调理

观察出血

可能会有突然异常出血的情况发生，因此注意全程观察。

会阴部切口

无论是侧切还是撕裂，在产后都要进行缝合，还要定期进行消毒处理。

观察子宫收缩

子宫如果不能收缩，就会发生持续性出血，必须使用药物促进子宫收缩。

乳腺的疏通和哺乳

分娩后不久，就要让新生儿吸吮乳头，给予初乳。即便开始的时候量不多，也没关系，让新生儿吸吮是最重要的。吸吮会刺激催乳素的分泌，产生更多的乳汁。

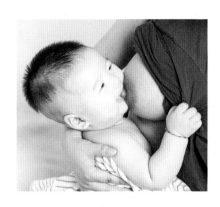

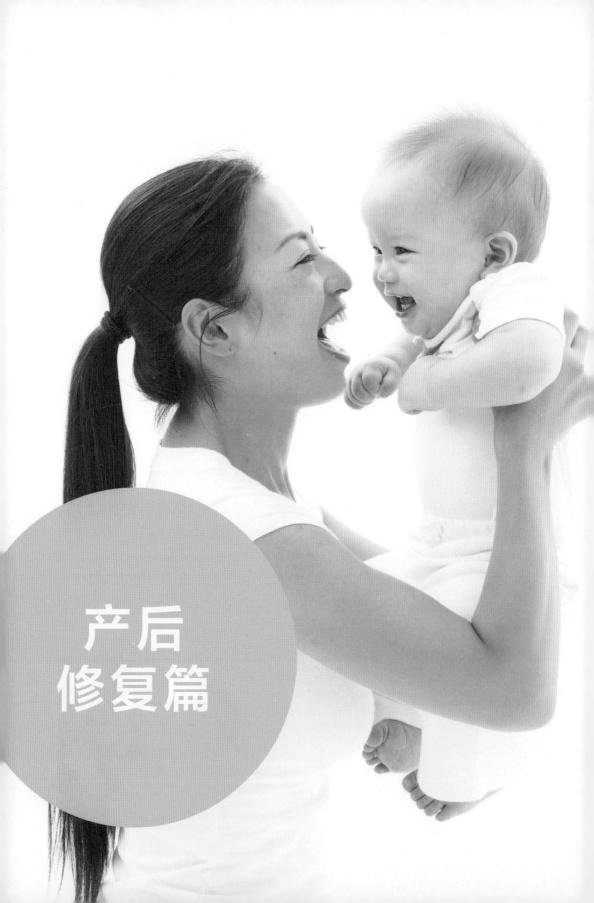

产后
修复篇

第十二章

产后黄金 48 小时，
护理重点

产后第 1 天
顺产和剖宫产妈妈
都要注意的事情

没下奶之前，千万不要喝下奶汤

产后要让宝宝尽早吸吮乳房，促进乳腺管畅通，而乳腺管畅通了也就下奶了。有些妈妈经过宝宝吸吮就会下奶，有些妈妈会出现肿胀、发热等症状，这时就要遵医嘱进行通乳。

如果在乳腺管还没有彻底通畅时就喝下奶汤，会导致乳汁一下子出来堵塞乳腺管，出现乳房胀痛。所以没下奶之前，千万不要喝下奶汤。

怎样判断自己的乳腺管是否通畅

乳腺管是否通畅，每个妈妈的情况不一样。生完宝宝后，用手竖捏乳头，只要有乳汁流出来，就说明乳腺管是通的。

剖宫产后 6 小时内应去枕平躺

术后最好能去枕平躺，头侧向一边，能防止麻醉之后出现恶心呕吐，呕吐物误吸到气管里面，以及头痛、恶心等颅内低压症状。

帮助剖宫产妈妈捏捏全身肌肉，可避免肌肉僵硬

剖宫产手术后，妈妈身上的麻醉药效还没有完全消退，会感到下肢麻麻的，这时家人要帮助妈妈捏捏四肢的肌肉，比如双臂和双腿，能避免肌肉僵硬，为尽早排便和下床行走做准备。

自然分娩后宜采取半坐卧姿势

经历了痛并快乐的分娩，看到了可爱的宝宝，完成了人生中的一件大事，这时大多数新妈妈都会感到非常幸福和满足。与此同时，强烈的疲惫感也会袭来，想好好睡一觉。但专家建议，新妈妈产后不宜马上睡觉，应该取半坐卧姿势闭目养神，这样可以消除产后疲劳，起到安神、缓解紧张情绪的作用。此外，这种姿势还能使气血下行，促进恶露的排出。

密切关注 24 小时内的出血量

产后第一天，新妈妈需要特别注意产后出血的问题。由于刚经历了分娩，新妈妈身体非常虚弱疲乏，这时家人要密切关注新妈妈的出血量，以防万一。因为产后出血是导致新妈妈死亡的第一原因。

新妈妈产后 2 小时内最容易发生产后出血。顺产妈妈产后 2 小时内出血 400毫升，24 小时内出血 500 毫升，剖宫产妈妈产后 24 小时内出血量 1000 毫升，即可被诊断为产后出血。

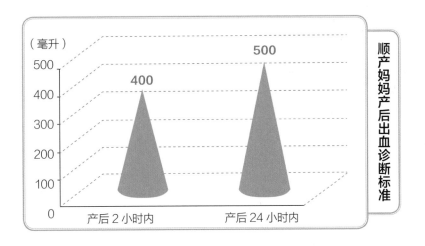

产后出血过多可导致休克、弥散性血管内凝血，甚至死亡，所以分娩后仍需在产房内观察。临床中有几个比较常见的原因可能导致新妈妈产后出血，如子宫收缩乏力、软产道裂伤、胎盘残留等。正常情况下，胎盘应该在分娩后 30 分钟娩出，但如果人流次数过多、多胎妊娠等，可能导致胎盘粘连在子宫壁不娩出而诱发出血。或者由于出血过多，导致凝血机制出现障碍而无法止血。所以，一旦发现阴道出血较多，家人应该及时通知医生处理。

产后体温超过 38℃ 要当心

产后发热是大事，所以新妈妈一定要定时量体温，如果体温超过 38℃ 就要引起重视。分娩 24 小时内，新妈妈由于过度疲劳，体温可能会到 37.5℃，但之后体温慢慢会恢复正常。有些新妈妈出现胀奶也可能引起发热，但随着乳汁的排出，体温也会慢慢降下来。

所以，产后新妈妈要定时测体温，且注意多喝水。

要准备保暖、防滑、舒适的月子鞋

月子期间，新妈妈一定要注意足部保暖，不要穿无后帮的拖鞋，应准备保暖、防滑、舒适的专用月子鞋或带帮的拖鞋，这样可以避免走路滑倒和因受寒引发产后足跟痛或腹部不适。即使是酷暑季节，新妈妈也要穿带后帮的拖鞋，且要穿上袜子。

产妇多汗应进行温水擦浴

产后第 1 天，妈妈身体虚弱，容易出虚汗，不适合洗澡。不过可以用温水擦浴，让自己干干净净，心情自然也会好很多。擦浴后，要穿上清洁、舒服、薄厚合适的衣服。夏天要注意凉爽，冬天要注意保暖。

产后 30 分钟要让宝宝吃第一口奶

所有的妈妈都要记住：产后 30 分钟让宝宝吃上第一口奶，且每次吸吮要超过 30 分钟！即使没有乳汁也要让宝宝吸吮乳头。这样做，不仅有利于促进乳腺通畅，增加乳汁的分泌，还有利于子宫的收缩。同时，母乳中的有益菌和抗体能尽快帮助宝宝建立肠道菌群和免疫系统。

此时宝宝的吸吮欲望强烈，且妈妈乳头还没有发胀，宝宝容易吸吮，能快速学会吃奶。

妈妈第一次怎样喂奶

妈妈在产后 30 分钟内给宝宝喂奶，要放松心情，选择合适的哺乳姿势，这样可以避免出现腰酸背痛等问题，妈妈轻松喂奶，宝宝吃得顺利。

摇篮式哺乳

妈妈在有扶手的椅子上（也可靠在床头）坐直，把宝宝抱在怀里，胳膊肘弯曲，让宝宝后背靠着妈妈的前臂，用手掌托着宝宝的背部（喂左侧时用左手托，喂右侧时用右手托），不要弯腰或者探身。另一只手放在宝宝腰和臀部，支撑其侧卧，让宝宝贴近乳房，喂奶。这是早期喂奶比较理想的方式。

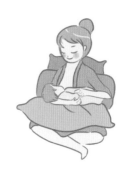

足球抱式哺乳

将宝宝抱在身体一侧，胳膊肘弯曲，用前臂和手掌托着宝宝的身体和头部，让宝宝面对乳房，另一只手将乳头送到宝宝嘴里。妈妈可以在腿上放个垫子，这样宝宝会更舒服。剖宫产、乳房较大的妈妈适合这种喂奶方式。

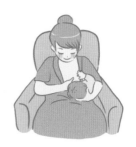

侧卧式哺乳

妈妈侧卧在床上，让宝宝面对乳房，一只手揽着宝宝的身体，另一只手将乳头送到宝宝嘴里，然后放松地搭在枕侧。这种方式适合早期妈妈疲倦时喂奶，也适合剖宫产妈妈喂奶。

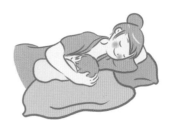

宝宝是最好的吸奶器

在宝宝刚出生的几天里，大部分妈妈的乳腺管不畅通，有人会借助吸奶器等帮助下奶，但效果往往不理想。其实，通过宝宝频繁吸吮就能促进乳腺管的畅通，还能促进乳汁的分泌，所以，宝宝是妈妈最好的吸奶器。

两侧轮换着喂奶，可避免大小乳

妈妈给宝宝喂奶时，要注意两侧乳房轮流喂奶，先从一侧开始，一侧乳房排空后，再喂另一侧。下次喂则变换喂奶的先后顺序。这样可以避免大小乳。

乳房小就奶水少吗

很多乳房小的妈妈也能成功哺乳，这说明，奶水是否充足跟乳房大小没有直接关系。奶水少主要是乳房中产奶的腺体组织少导致的。但是，乳汁是宝宝吃得越多，分泌越多。所以不必担心，基本每个妈妈分泌的乳汁都够自己宝宝吃。

过来人经验谈

出现大小乳，这样处理

如果妈妈两个乳房已经出现了大小不一的情况，可以让宝宝多吸吮小的一侧，增加刺激，尤其是宝宝饥饿时，吸吮能力较强，刺激效果更好，能很好地改善乳房大小不一的情况。

3. 母婴分离

4. 早产儿、低体重儿、宝宝没有吸吮能力时

挤奶的适应证

1. 缓解胀奶

2. 缓解乳腺堵塞或乳汁淤积

挤奶时机和时间

1.分娩后 6 小时之内开始挤奶。

2.间隔 3 小时挤 1 次，注意夜间也要挤奶。

3.每侧乳房挤奶 3~5 分钟，两侧乳房交替进行，每次持续 20~30 分钟。

如何挤奶最科学

1.彻底清洗双手。

2.坐或站均可（以自己感觉舒服为准），刺激射乳反射。

3.将容器靠近乳房，用拇指及食指向胸壁方向轻轻下压（不可压得太深，否则易引起乳腺管阻塞，压力作用在拇指及食指同乳晕下方的乳房组织上，即必须压在乳晕下方的乳窦上），一压一放反复进行（本操作不应引起疼痛，否则为方法不正确）。

4.从各个方向按照同样方法压乳晕，使乳房内每一个乳窦的乳汁都被挤出（不要挤压乳头，因为压按乳头不会出奶）。

5.一侧乳房至少挤压 3~5 分钟，待乳汁少了就可挤另一侧乳房，如此反复数次。

如何储存奶水

保存母乳

室温 ≤ 26℃，可保存 6~8 小时

冷藏母乳

冷藏 ≤ 4℃，可保存 24 小时，放置在冰箱最里面，温度最低的位置

冷冻母乳

冷冻 -18℃，可保存 6 个月，同层冷冻室内不能放置其他物品，解冻后可保存 24 小时。取出后快速温热至 38~39℃，不可重复加热

吸奶器吸出的奶质量好吗

用吸奶器吸出来的奶会有部分沾在瓶子上或吸奶管里，营养可能会受到损失，但还是比配方奶好；在冰箱里冷藏 24 小时的母乳中，活细菌还是存在的，但还是比奶粉好。

高龄妈妈分泌的奶量够宝宝吃吗

请记住，年龄不是影响母乳分泌的重要因素。除了一些特殊情况，如妈妈身体较虚弱、有患病等，大多数妈妈的母乳是足够宝宝食用的，当然，这里也包括高龄妈妈。

经过分娩，妈妈虚弱、疲劳、失血过多、少食等，容易导致乳腺管平滑肌痉挛，减少乳汁分泌。所以，高龄妈妈要多注意休息，保持心情愉悦，补充足够的营养，这样母乳喂养完全不是问题。

怎样放下睡着的宝宝

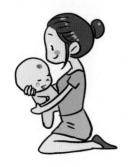

❶ 抱着宝宝坐下。抱着宝宝弯曲两膝盖，跪坐在地上。

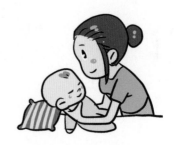

❷ 让宝宝躺下。身体前倾，将宝宝的屁股放在床上。

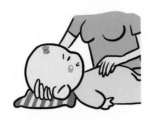

❸ 将宝宝的头放在枕头上。

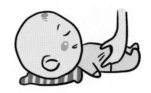

❹ 整理。放下宝宝后，抚摸后背整理衣服。

南方坐月子适合吃的食材

南方气候比较湿热，因此坐月子期间吃的食材跟北方有很大区别，主要有以下几种。

茶油

含有丰富的维生素 E、维生素 D、维生素 K、胡萝卜素和微量的黄酮、皂素等物质。月子里常食茶油，可以促进乳汁分泌，提高免疫力。

米酒

含碳水化合物、维生素 B_1、维生素 B_2 等，有助于益气、活血、消肿、散结等，有助于通乳下奶。

红菇

有"南方红参"之称，常与鸡、鸭、蛋、猪肚、猪排骨等搭配炖汤，颜色丰富，汤甜味美。

黄花菜

营养丰富，含有碳水化合物、蛋白质、维生素C、脂肪、胡萝卜素等人体必需的营养成分，具有解郁、催乳的作用。

面线

采用优质面粉加盐等辅料做成的一种面食，色泽洁白，线条细匀，口感柔润香爽。在南方，是坐月子的常选食材。

北方坐月子适合吃的食材

小米、鲫鱼、鸡蛋、挂面、阿胶、红枣是北方妈妈坐月子必备的食物。尤其是黄澄澄的小米粥，在整个月子期都会食用。

小米

小米粥营养丰富，有"代参汤"的美称。小米中含铁、维生素、膳食纤维等，有健脾补虚的作用，深受北方妈妈的喜爱。

挂面

小麦粉加盐、碱、水经悬挂干燥后切成一定长度的干面条，可以补充热量，且容易被人体消化，是北方坐月子必备食材。

鸡蛋

鸡蛋营养全面，含有多种人体必需氨基酸，且容易被吸收，但不宜多吃，每天1~2个为宜。

鲫鱼

鲫鱼有通乳催奶的作用，民间常给产后新妈妈炖食鲫鱼汤，帮助身体恢复、促进乳汁分泌。

阿胶

阿胶有补血止血、安神助眠的功效，是新妈妈坐月子补血最有效的食物，也是新妈妈产后身体恢复的必备之品。但有热证的新妈妈不宜服用，血虚的妈妈用量也不宜过大。

红枣

红枣含有蛋白质、脂肪、碳水化合物、有机酸、维生素 C、钙等多种营养成分，对产后体虚的人有很好的滋补作用，是新妈妈的滋养佳品。

● 爸爸：肩负"报喜电话"的工作，保护新妈妈和宝宝

报喜电话由爸爸来处理

分娩后新妈妈身体非常虚弱，浑身乏力，说话无力，易出虚汗，需要好好休息。有些新妈妈要处理各种报喜电话、微信，接受大家的祝福。但这时说话、玩手机最伤元气，所以，建议由爸爸来处理这些报喜电话。

控制亲友的探视频率

新生命诞生是一件高兴而美好的事儿，亲朋好友总免不了要来探望。但这样对母婴都不好。首先，很多人来到产房，会影响新妈妈休息，而且产后新妈妈身体虚弱，很容易感染病菌。其次，刚出生的宝宝非常娇嫩，对外界环境抵抗力弱，也容易感染病菌。所以，为了新妈妈和宝宝的健康，家人应该拒绝亲戚朋友的过早探视，可以让他们过了满月再来。

记得安慰大宝

二胎家庭中，大家很容易把注意力都放在刚出生的小宝宝身上，这时爸爸也要适当关注一下大宝，避免大宝产生被忽略的感觉，也有利于建立大宝和小宝之间的感情。

顺产妈妈：
好好休息，促进体力恢复

侧切妈妈每天要用温水冲洗外阴 2 次

会阴侧切术虽然是一个小手术，但也需要打麻药，切开皮肤、皮下脂肪、黏膜肌层，麻药过后伤口会疼痛，更怕感染。所以，在医院每天都有护士帮助新妈妈清洗外阴，如有必要，还会增加清洗次数。此外，每次便后要用消毒棉擦拭外阴。注意应该由前往后，不能由后往前。

减轻会阴疼痛，过来人有哪些小妙招

改变躺着的姿势，如果伤口在左侧，应当向右侧躺；如果伤口在右侧，应当向左侧躺，可以减轻会阴疼痛。此外，家人可以给妈妈自制柔软的坐垫，避免挤压会阴。

每天使用热光源照射伤口，可以促进局部血液循环，加速伤口愈合，缓解疼痛。

侧切妈妈产后 1~2 小时若出现严重疼痛，应及时通知医生

如果会阴侧切的妈妈在产后 1~2 小时出现疼痛，且越来越严重，伴有肛门坠胀感，可能是由于缝合时止血不够导致的，这时要及时通知医生。遇到这种情况，一般是拆开缝线，消除血肿，止住出血点，然后重新缝合伤口，疼痛很快就会消失，绝大多数都会正常愈合。

产后 6~8 小时督促新妈妈坐一坐

正常情况下，在产后 6~8 小时家人应督促顺产妈妈坐起来，总是躺在床上不利于体力的恢复，还容易降低排尿的敏感度，妨碍排尿，引起尿潴留，甚至导致血栓形成。

及时补水，产后 6~8 小时一定要解小便

自然分娩的新妈妈第一次排尿非常重要。因为膀胱在分娩过程中受到挤压，导致敏感度降低，容易出现排尿困难，而充盈的膀胱会影响子宫收缩，所以产后 6~8 小时最好进行第一次排尿，可以有效防止产后尿潴留。

如果出现排尿困难，可以用下面的方法进行缓解。

1. 放松心情，多喝水，促进排尿。
2. 打开水龙头，诱导尿感。
3. 帮助新妈妈按摩小腹下方。
4. 用热水袋敷小腹。

按摩关元穴、气海穴，促进排尿

按摩关元穴能促进尿液排出，预防产后尿潴留的发生。关元穴位于身体前正中线上，脐下 3 寸，按摩时以关元为圆心，手掌做逆时针或顺时针方向按揉 3~5 分钟，然后随呼吸按压关元穴 3 分钟。

按摩气海穴能辅助治疗产后小便不利等。气海穴位于前正中线上，脐下 1.5 寸，按摩时用拇指或食指指腹按压气海穴 3~5 分钟，力度适中。

一天吃 5~6 餐，可减轻胃肠道负担

产后新妈妈的胃肠功能还没有恢复正常，一顿不要进食太多，以免加重肠道负担，可少食多餐，一天可吃 5~6 餐。

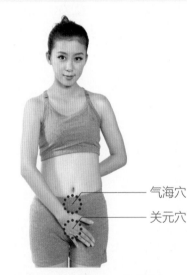

气海穴

关元穴

分娩后喝一碗暖暖的红糖小米粥

妈妈生完宝宝后，身体虚弱，没啥食欲，家人可以给妈妈喝一碗红糖小米粥，让新妈妈养血补血，恢复点元气。小米含丰富的维生素B_1和维生素B_2，能够帮助新妈妈恢复体力，并刺激肠蠕动，增进食欲，所含的其他营养成分可使新妈妈虚弱的体质得到调养，帮助恢复体力。红糖还有温补、促进恶露排出的功效，可缓解腹冷疼痛，有利于子宫收缩与恢复。所以产后食用红糖小米粥，对新妈妈恢复非常有帮助。

马大夫
特别叮嘱

产后喝红糖小米粥是有道理的

一般情况下，红糖小米粥是很稀的，米粒很少，符合新妈妈产后肠胃虚弱的特点，所以看到这种汤汤水水不要大惊小怪。

怎样判断产后贫血

分娩后，新妈妈体内失血较多，气血亏损，身体虚弱，很多人可能会出现贫血，一般医生会结合新妈妈出现的头晕、面色苍白、乏力等症状，通过抽血检测判断是否贫血。

产后贫血如何补

如果产后出现轻度贫血，就要多吃些富含铁的食物。动物血、动物肝脏、花生等食物能补血，有助于产后恶露的排出，花生红枣小米粥是产后第一餐的好选择。

如果出现严重贫血，就需要补充铁剂，医生会根据妈妈的贫血程度开铁剂，也可以吃孕期剩下的铁剂，但不要吃超过保质期的铁剂。

顺产妈妈一日食谱推荐

早餐	加餐	午餐	加餐	晚餐	加餐
蛋花汤	藕粉粥	小米粥	萝卜水	糖水煮荷包蛋	红糖酒酿蛋

注：妈妈每天可以吃的月子餐很多，这里只是举几个例子，仅供参考。

顺产妈妈月子餐

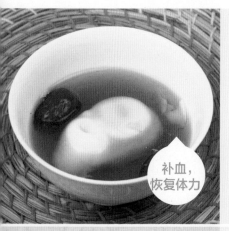

糖水煮荷包蛋

材料　鸡蛋1个，红糖20克，红枣2枚。

做法

❶ 红枣洗净，去核。

❷ 锅置火上，放入红糖、红枣和适量清水，煮开后打入鸡蛋，煮约10分钟即可。

补血，恢复体力

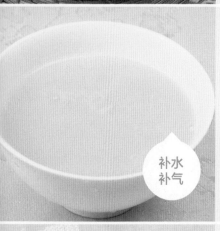

蛋花汤

材料　鸡蛋1个。

调料　盐1克。

做法

❶ 鸡蛋打入碗中，加盐搅匀。

❷ 锅置火上，放适量清水煮开，放入鸡蛋液，煮开即可。

补水补气

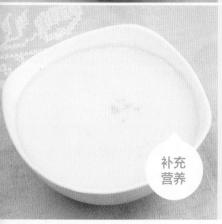

蒸蛋羹

材料　鸡蛋2个。

调料　盐、香油各1克。

做法

❶ 鸡蛋打入碗中，加盐、适量清水搅拌均匀。

❷ 将鸡蛋液入蒸锅大火蒸约10分钟，出锅前淋上香油即可。

补充营养

藕粉粥

材料 藕粉、大米各 25 克。
调料 白糖 2 克。
做法
❶ 大米洗净，放入锅中煮粥。
❷ 粥煮熟时加入藕粉和白糖调匀即可。

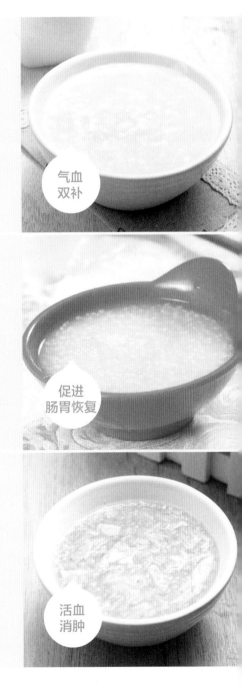

气血
双补

小米粥

材料 小米 60 克。
做法
❶ 将小米淘洗干净。
❷ 锅置火上，倒入适量清水烧开，放小米大火煮
沸，再转小火，煮至小米开花即可。

促进
肠胃恢复

红糖酒酿蛋

材料 鸡蛋 1 个，酒酿 200 克，红糖 10 克。
做法
❶ 锅置火上，放入适量清水烧开，加入酒酿和红
糖，煮 2 分钟至红糖化开。
❷ 打入鸡蛋，搅拌均匀即可。

活血
消肿

剖宫产妈妈：
排气后再进食

6 小时后最好采取枕枕头侧卧位休息

剖宫产 6 小时后就可以枕枕头，但不宜平卧，因为这样会加重伤口疼痛，最好采用身体与床成 20~30 度角（可用毛毯或被子垫在后背）的姿势休息，这样能缓解身体移动时对伤口造成的牵拉痛。

伤口可放置沙袋，减少伤口渗血

术后，医生会在妈妈的伤口上放一个沙袋，持续压迫 6 小时，主要有 3 个目的。

1. 减少和防止刀口及深层组织渗血，起到止血的作用。
2. 通过对腹部的压迫，刺激子宫收缩，减少子宫出血，加速子宫恢复。
3. 预防术后因腹腔压力骤降而导致腹腔静脉和内脏中血液过量，回流到心脏，增加心脏压力。

谨防缝线断裂

术后，家人要提醒妈妈伤口还没有恢复，要时刻小心。咳嗽、恶心等都有可能会牵拉伤口。新妈妈出现剧烈咳嗽等情况时，家人可以帮忙用手按压伤口两侧，避免伤口裂开。

剖宫产妈妈要早用止痛药

随着麻醉药的药效逐渐消失，腹部伤口的疼痛会越来越难以忽略。一般在产后 12 小时内，伤口会剧烈疼痛。为了能够好好休息，让新妈妈身体尽快恢复，可请医生在手术当天或当夜用一些止痛药物。如果条件允许，可以应用术后镇痛泵。镇痛泵分为静脉和硬膜外两种，可由新妈妈自行控制，帮助度过产后前三天的疼痛。也可以口服止痛药，不影响喂奶。不要等到疼痛难忍再服止痛药，会影响休息、睡眠和心情，妨碍产后恢复。

目前很多医院在剖宫产手术后都提供自控镇痛泵（PCA 镇痛泵）来减轻产后疼痛，可以由新妈妈自己控制，从一定程度上减轻了药物本身的不良反应，同时能够让妈妈保持清醒，便于和宝宝交流，还能及早开奶喂养宝宝。

剖宫产妈妈生完宝宝就能喂奶吗

剖宫产妈妈虽然会使用麻药，但一般是局部麻醉，不会影响奶水的质量。所以产后 30 分钟就可以给宝宝喂奶。把宝宝放在妈妈胸前，让他的鼻子轻触妈妈的乳头，先认识乳房，等闻到乳汁的味道，就会舔舐乳头或者吸吮乳汁。

6 小时后喝些排气的汤，促进排气

剖宫产手术 6 小时后，妈妈可以吃些排气的食物，如萝卜汤、鸽子汤等，增强肠胃蠕动，减少腹胀，促进排气，预防肠粘连。

伤口愈合前，不宜多吃深海鱼

鱼类特别是深海鱼体内含有丰富的有机酸，能抑制血小板凝集，不利于术后止血或伤口愈合，所以剖宫产妈妈产后头几天不宜多吃深海鱼。

剖宫产后不宜吃得太饱

剖宫产妈妈在排气后就可以进食了，但要注意最好不要吃得太饱，以免导致腹胀、腹压增高，延长康复时间。

剖宫产妈妈排气后一日食谱推荐

早餐	加餐	午餐	加餐	晚餐	加餐
挂面卧鸡蛋（北方）或鸡蛋面线（南方）	姜糖水	胡萝卜小米粥或花生红枣小米粥	饼干	红枣桂圆粥	三角面片

👍 剖宫产妈妈月子餐

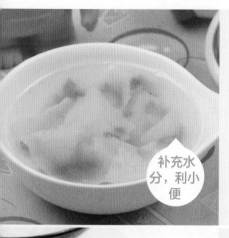

三角面片

材料 小馄饨皮50克，青菜15克，高汤100克。

做法

① 青菜洗净，切碎；小馄饨皮用刀拦腰切成两半后成三角状。

② 锅中放高汤煮开，放入三角面片，再次煮开后放入青菜碎，煮至沸腾即可。

补充水分，利小便

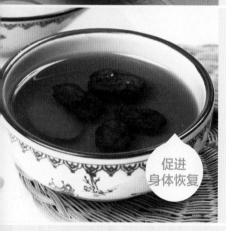

姜糖水

材料 生姜20克，红枣4枚，红糖10克。

做法

① 红枣洗净；生姜洗净，切片。

② 锅置火上，放入红糖、姜片、红枣和适量清水，大火烧开后转小火煎煮20分钟，离火，趁热饮用即可。

促进身体恢复

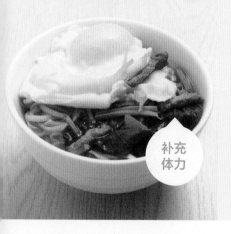

挂面卧鸡蛋

材料 挂面80克，猪瘦肉50克，鸡蛋1个，菠菜30克。

调料 姜丝5克，酱油、香油、盐各1克。

做法

① 猪瘦肉洗净，切丝，用酱油、盐、姜丝和香油拌匀腌渍5分钟；菠菜洗净，切段。

② 锅内倒水烧开，下入挂面，待水将开时，将鸡蛋整个卧入汤中烧开，加入肉丝和菠菜段略煮即可。

补充体力

鸡蛋面线

材料 面线100克，鸡蛋1个，油菜80克。
调料 盐1克，葱花、姜丝各5克。
做法

1. 油菜洗净；鸡蛋打散，煎至两面金黄。
2. 锅留底油，爆香姜丝和葱花，放入适量水和油菜，烧开后放入面线烧开，放入鸡蛋，加盐调味即可。

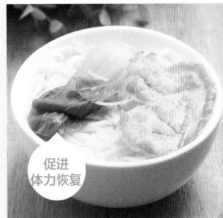

促进
体力恢复

花生红枣小米粥

材料 小米、花生米各30克，红枣3枚。
调料 白糖5克。
做法

1. 红枣去核，洗净，剁碎；小米洗净；花生米洗净，剁碎。
2. 锅置火上，加入适量清水煮沸，加入红枣碎和花生碎，大火煮开，加入小米，煮至小米开花，加入白糖调匀即可。

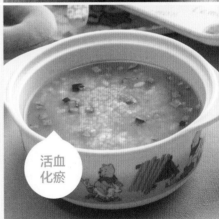

活血
化瘀

红枣桂圆粥

材料 桂圆肉20克，红枣5枚，糯米60克。
调料 红糖5克。
做法

1. 糯米洗净，用清水浸泡2小时；桂圆肉和红枣洗净。
2. 锅置火上，加入适量清水煮沸，加入糯米、红枣、桂圆肉，用大火煮沸，再用小火慢煮成粥，加入红糖即可。

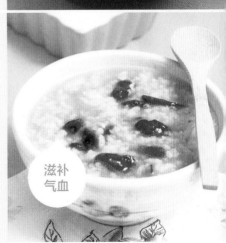

滋补
气血

宝宝：除了睡就是吃

金水水，银水水，不如妈妈的奶水水

01 母乳中含有较多的脂肪酸和乳糖，钙磷比例适宜，适合新生宝宝消化和吸收，不易引起过敏反应、腹泻和便秘；母乳中含有利于宝宝大脑发育的牛磺酸，可促进新生宝宝智力发育。

02 母乳中含有多种可提高新生宝宝免疫力的物质，可帮助新生宝宝预防感染，减少患病。特别是初乳中含有多种抗体和免疫球蛋白，是任何代乳品都没有的。

03 在母乳喂养时，妈妈对宝宝的照顾、抚摸、拥抱等身体接触，都是良好的刺激，不仅能够促进母子感情日益加深，而且能够使新生宝宝获得满足感和安全感，促进其心理和大脑的发育。

04 母乳的乳蛋白不同于牛奶的乳蛋白，对于过敏体质的新生宝宝，可以避免因牛乳蛋白过敏所引起的腹泻、气喘、皮肤炎症等。

05 母乳中铁的含量比较少，但其中铁是活性铁，吸收率高达 75%；而母乳中含有较多的乳糖和一定量的维生素 C，能促进铁的吸收，有助于预防新生儿贫血。

珍贵的初乳，不能浪费

宝宝出生 7 天之内的乳汁为初乳，7~14 天的乳汁为过渡乳，14 天以后的乳汁为成熟乳。俗话说，"初乳滴滴赛珍珠"。初乳除含有一般母乳的营养成分外，还含有抵抗多种疾病的抗体、免疫球蛋白、噬菌酶等。这些物质能提高新生儿的抵抗力，促进新生儿的健康发育。

初乳中还含有保护肠道黏膜的抗体，能预防肠道疾病；初乳中蛋白质的含量高，且容易消化和吸收。

**马大夫
特别叮嘱**

前奶在外观上比较清淡、稀薄，其成分中含有大量的水分和蛋白质；后奶富含脂肪、乳糖，可使宝宝产生饱腹感。因此纯母乳喂养的婴儿，在出生后 4 个月以内不需要补充额外的水分和糖等。

怎样判断宝宝有效吸吮和无效吸吮

宝宝开始吃奶后，如果是有效吸吮，就能吃饱；如果是无效吸吮，就吃不饱，不利于身体发育，还会导致妈妈胀奶。

有效吸吮	无效吸吮
吸吮慢而深，有停顿	吸吮快而浅
吸吮时面颊鼓起，能听到吞咽声	吸吮时面颊内陷，基本无吞咽声
吃饱后嘴松开乳房	易把宝宝和乳房分开
妈妈有泌乳反射指征	妈妈无泌乳反射指征

怎样准确判断新生儿是否吃饱了

可以从下面几个方面来判断。

1.听新生儿吃奶时下咽的声音，是否每吸吮 2~3 次，就可以咽下一大口。

2.看新生儿吃完奶后是否有满足感，是否能安静睡 30 分钟以上。

3.看新生儿的大便是否为金黄色糊状，排便次数是否为 2~6 次 / 天。

4.看新生儿排尿次数，是否达 6 次 / 天。

5.看新生儿体重增长情况，是否增长 30~50 克 / 天，是否第一个月体重增长 600~1000 克。

如果不能达到以上标准，就说明宝宝没有吃饱，需要及时找到原因，否则会影响宝宝的生长发育。

宝宝没有吃奶时，不用喂糖水、奶粉

新生儿出生时体内有一定的水、脂肪和葡萄糖储存，最初几天，少量的初乳完全能满足需求，不需要添加任何饮料和代乳品。如果添加，会给母乳喂养造成不良影响。

喂奶前，如给宝宝喂水、糖水或其他代乳品等，宝宝有了满足感，就会减少对母乳的需求，也就不能有力地吸吮乳头，对乳房的吸吮刺激减少，妈妈泌乳就会减少，导致乳量不足，不利于母乳喂养和宝宝的健康发育。

纯母乳喂养宝宝需要喂水吗

一般情况下，纯母乳喂养的宝宝是不需喂水的，因为母乳中80%是水。此外，母乳中还含有宝宝所需蛋白质、脂肪、乳糖、钙、磷等，能满足4~6个月宝宝成长所需，所以4个月以内的宝宝根本不需要补充任何辅食和水。此外，母乳温度适宜，还能自动根据宝宝的需要增减水分，是宝宝最完美的食物。所以，不用担心宝宝会缺水，只要按照宝宝的需求提供母乳即可。

宝宝睡觉时，要不要叫起来吃奶呢

对于新生儿而言，如果睡眠时间超过5个小时就得叫醒起来吃奶。但随着月龄的增长，出月子后，有一部分宝宝可能晚上睡眠时间变长甚至已经开始睡整觉了。如果宝宝睡觉不醒，说明他不饿；如果宝宝饿了，自然就会醒。所以，出月子后的宝宝睡觉时不用叫起来吃奶，否则会影响宝宝的睡眠质量，不利于其身体健康。

新生儿睡觉真的不需要枕头吗

是。因为新生儿的脊柱是直的，生理弯曲还未形成，在平躺时后脑勺和背在同一水平面上，不会造成肌肉紧绷。此时，新生儿的头几乎与肩同宽，这样平躺、侧卧都会很舒适。枕头的作用是支撑颈椎，让颈部肌肉松弛。因此，新生儿是不需要枕头的。

马大夫特别叮嘱

老人按揉宝宝扁平头是不科学的

宝宝出生时，头骨较软，加上经过产道时的压迫，容易导致头骨重叠在一起，所以新生儿出生后会出现扁平头的情况。家里老人会按揉扁平头，让其圆起来，这其实是不科学的。扁平头一般都会自然长好，并不需要采取特殊矫正措施。

宝宝一竖抱就不哭，可以竖着抱吗

不可以。因为新生儿的头部约占身体的四分之一，此时宝宝的颈肌还没有发育完全，颈部肌肉无力，如果竖抱宝宝，会让头的重量全部压在颈椎上，容易对宝宝脊椎造成损伤。这也可以作为判断一个月嫂是否称职的标准。

宝宝哭了怎么办

宝宝哭了，如果不是生病，就要找到原因，千万不能一哭就立马抱起来哄拍或是喂奶，要找到原因后再具体处理。如果是尿了，就要及时换纸尿裤；如果饿了，就要喂奶。此时的宝宝缺乏安全感，也有可能是通过哭声寻求安慰。

怎样从床上抱起宝宝

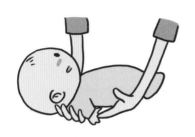 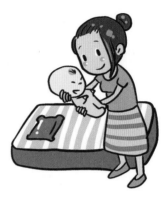

❶ 托住宝宝的脖子和屁股。一只手伸进脖子下方，用手掌托住脖子，另一只手托住屁股。

❷ 妈妈的腰部要稍微弯曲，将宝宝拉向妈妈的方向抱起来。妈妈要维持腰部弯曲的姿势。

前囟和后囟的护理

刚出生的宝宝头顶有两块没有骨头的"天窗"，医学上称为"囟门"，也就是前囟，一般会在1~1.5岁时闭合。而后囟是顶骨和枕骨形成的较狭小的"人"字形间隙，会在宝宝6~8周时闭合。

在给宝宝洗澡时可以清洗前囟，注意要用手指轻轻揉洗，不要强力搔抓按压，也不要用硬物刮划囟门处。如果囟门处污垢不易洗掉，可以用精制油或香油润湿浸泡2~3小时，等这些污垢变软后再用棉棒或软梳按照头发生长方向轻轻擦掉或梳掉。

马大夫
特别叮嘱

囟门是反映宝宝健康与否的窗口

- 囟门鼓起可能是颅内感染、颅内肿瘤或积血积液等。
- 囟门凹陷多见于因腹泻等原因导致脱水的宝宝，或者营养不良、消瘦的宝宝。
- 囟门早闭指前囟提前闭合。此时必须测量宝宝的头围，如果明显低于正常值，可能是脑发育不良。
- 囟门迟闭指宝宝一岁半后前囟仍未关闭，多见于佝偻病、呆小病等。
- 囟门过大可能是先天性脑积水或者佝偻病。
- 囟门过小很可能是小头畸形。

产后第 2 天
顺产和剖宫产妈妈
都要注意的事情

妈妈服药后 4 小时才能喂奶

妈妈因为某种原因需服用药物，又不想放弃母乳喂养时，最好在服药 4 小时后再喂奶，这样能降低母乳中药物浓度，减少宝宝吸收的药量。

宝宝胃容量的变化

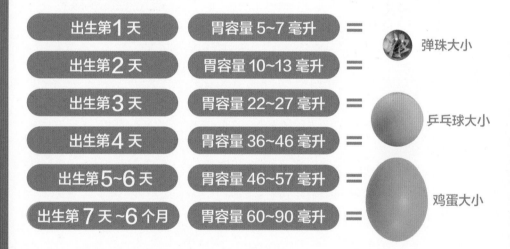

出生第1天	胃容量 5~7 毫升	=	弹珠大小
出生第2天	胃容量 10~13 毫升	=	
出生第3天	胃容量 22~27 毫升	=	乒乓球大小
出生第4天	胃容量 36~46 毫升	=	
出生第5~6天	胃容量 46~57 毫升	=	鸡蛋大小
出生第7天~6个月	胃容量 60~90 毫升	=	

产后 2~3 天没有奶水也属正常

有些新妈妈因为自身的原因，在产后 2~3 天没有分泌初乳，因此而焦急万分。其实大可不必担心，因为新生儿头三天是不需要什么食物的，他从母体中已经带够了维持 3 天的"粮食"，这也是新妈妈初乳量分泌很少的原因。这时可以通过热敷乳房促进泌乳反射，增加乳汁分泌量。

产后第 1~3 天排红色恶露，量多

产后 1~3 天，护士和家人要密切关注新妈妈的恶露情况，正常的恶露应该呈鲜红色、量较多、有血腥味；如果恶露颜色灰暗且不新鲜，有异味，并伴有子宫压痛时，说明子宫合并感染，应该及时请医生检查，用抗生素控制感染。

下床活动要防眩晕

妈妈分娩时可能会因失血和用力而伤元气，导致脑部供血不足，出现眩晕的情况。经过 1 天的恢复，这种情况会有所缓解，但妈妈下床时仍要有家人陪同，避免眩晕摔倒。

1. 新妈妈下床前应先在床头坐 5 分钟，确定没有不舒服再起身。

2. 下床排便前要先吃点东西恢复体力，避免晕倒在厕所内。此外，上厕所的时间不要太久，蹲下站起动作要慢。

3. 一旦出现头晕现象，要立刻坐下来，在原地休息，并喝点热水，等不适感觉消失后再回到床上。

凹陷乳头和扁平乳头的妈妈怎样喂奶

妈妈可以戴一种像塑料贝壳一样的特殊胸罩，里面一层多是塑料材质或橡胶材质，可以让乳头突出来，一天戴几小时，脱下来可以直接喂奶。也可以拿一个大一点的针管，把针尖的部分拿掉后，用针管来吸乳汁，然后给宝宝吃。

如果乳头凹陷，怎么也弄不出来，可以买一个双头电动的吸奶器，每天将奶吸出来后用奶瓶喂宝宝。

哺乳妈妈不宜吃的药

哺乳妈妈可能会因某种原因服用一些药物，这些药物会通过血液循环进入乳汁，被宝宝摄入体内，影响宝宝的健康，还会影响妈妈的产奶量。所以，对于一些可能危及妈妈和宝宝健康的药物（见下表）要谨记。

药物种类	具体种类
抗生素	红霉素、庆大霉素、氯霉素等
镇痛药	美沙酮、安乃近、去痛片、安痛定等
催眠药	苯巴比妥、地西泮等
抗甲状腺药	碘剂、硫氧嘧啶类等
抗肿瘤药	氟尿嘧啶等
其他药	多潘立酮、阿司匹林、利血平等

需要特别注意的是，哺乳妈妈吃药一定要在医生的指导下服用，服药期间是否能继续哺乳应遵医嘱。

哺乳时生气，乳汁真的有毒吗

不会。但不建议生气时哺乳。

从西医角度来讲，哺乳妈妈生气时，身体处于应激状态，会使肾上腺素分泌增加，影响乳汁的分泌，所以此时不宜给宝宝哺乳。

从中医角度来讲，哺乳妈妈生气容易肝郁气滞，产生血瘀，使得乳汁减少甚至变色，宝宝吃了会心跳加速，变得爱哭闹、烦躁不安，夜晚睡觉不安宁，还会伴有消化功能紊乱等，所以此时不宜喂奶。

妈妈要坚持少食多餐，饿了就吃

此时妈妈的肠胃还没有完全恢复正常，一顿不要进食太多，以免加重肠胃负担，但也不要饿肚子，最好是饿了就吃，不要局限于一天三餐或四餐。

吃鸡蛋可促进恢复，但并不是多多益善

鸡蛋富含蛋白质、卵磷脂、钾、镁等成分，易消化吸收，产后妈妈食用可促进伤口愈合，补充体力。但是吃鸡蛋以一天 1~2 个为宜，过量食用会增加消化系统的负担。

过来人经验谈

可以吃些小零食缓解饥饿

妈妈饿了但饭还没做好，可以准备一些零食，如酸奶、全麦饼干等，饿了就吃点，有利于减轻肠胃负担。

正确喝生化汤，调理、排恶露两不误

生化汤能生血祛瘀，帮助排出恶露。但是产后不宜立即饮用，一般顺产新妈妈在产后第 2~3 天可以饮用，剖宫产新妈妈最好在产后 7 天再开始饮用。生化汤要温热饮用，不宜长时间服用，以 7 天为宜，不要超过 2 周。因为分娩 2 周后，新妈妈的子宫内膜已经开始新的生长期，这时喝生化汤不利于子宫内膜的新生，容易导致出血。不同体质的新妈妈在饮用前最好先咨询医生。产后血热且有瘀滞的新妈妈不宜饮用，恶露过多、出血不止的新妈妈也不宜饮用。

高龄产妇产后一定要多吃补血的食物

高龄产妇产后身体比较弱，因为年龄比较大，身体恢复也慢，更要重视调养，尤其要注重补气血，可以吃些补气血的食物，比如桂圆、乌鸡等。但不能吃人参等大补的食物，以防虚不受补。

● 坐月子期间不能刷牙？假的！

孕妇专用牙膏、牙刷刷牙，不伤牙龈

传统坐月子的观点认为月子期间不宜刷牙，否则会引起牙齿松动、脱落、疼痛等问题。这其实是不科学的。从产后第 2 天起就要每天坚持早晚刷牙，每次饭后漱口。

新妈妈的牙刷可以选择专门的产妇牙刷，可选择海绵质地的，也可选择一次性纱布牙刷。注意刷牙动作要轻柔，刷牙水要用温水，牙膏宜选择孕产妇专用牙膏。

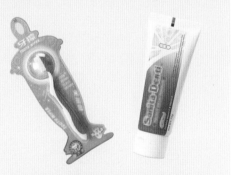

妈妈用完牙刷要放在干净、通风的地方，避免滋生细菌，影响口腔健康

顺产妈妈：
及时排恶露

顺产恶露怎样排得更快

胎儿胎盘娩出后，胎盘从子宫壁剥离后，创面流出血液，与坏死脱落的蜕膜组织、黏液等一起随着子宫收缩从阴道排出，称为恶露。如果想要恶露排得更快，需要注意坚持母乳喂养、适当按摩腹部，以及适当下床活动等。

注意会阴卫生，选用孕妇专用卫生巾

产后1~3天是新妈妈恶露量最多的时期，这时应该及时更换卫生巾，避免会阴部感染。产妇专用卫生巾分为 XL、L、M 三个型号，产后第2天适合用L型号的卫生巾。产妇专用卫生巾的型号和产妇体形无关，是分别对应恶露的不同时期。

可以吃些软烂的面条和蛋汤

产后第2天，新妈妈的肠胃功能尚未恢复，仍然要以清淡、易消化的流质食物为主。此时除了喝粥外，还可以吃点煮得软烂的面条等。

顺产妈妈一日食谱推荐

早餐	加餐	午餐	加餐	晚餐	加餐
疙瘩汤	红枣鸡蛋汤	小米粥 红菇炖土鸡 多彩蔬菜羹	全麦面包片	香菇胡萝卜面	藕粉

👍 顺产妈妈月子餐

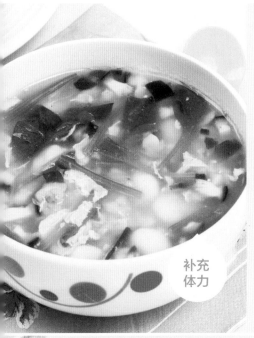

补充
体力

疙瘩汤

材料 面粉50克，鲜香菇30克，鸡蛋1个，虾仁、菠菜各20克。

调料 盐1克，香油少许，高汤适量。

做法

❶ 虾仁去虾线，洗净，切碎；鲜香菇洗净，切丁；鸡蛋取蛋清，与面粉、适量清水和成面团，揉匀，擀成薄片，切成小丁，撒入少许面粉，搓成小球；蛋黄打成蛋液；菠菜洗净，焯水，切段。

❷ 锅中放高汤、虾仁碎、面球煮熟，加蛋黄液、盐、香菇丁、菠菜段煮熟，最后淋香油即可。

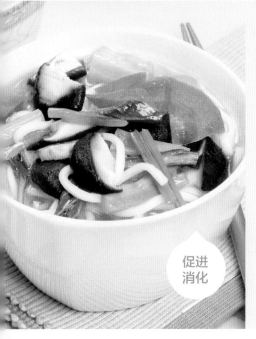

促进
消化

香菇胡萝卜面

材料 拉面100克，鲜香菇、胡萝卜各30克，菜心100克。

调料 盐1克，葱花5克。

做法

❶ 菜心洗净，切断；香菇、胡萝卜洗净，切片。

❷ 锅内倒油烧热，爆香葱花，加足量清水大火烧开，放入拉面煮至软烂，加入香菇片、胡萝卜片和菜心段略煮，加盐调味即可。

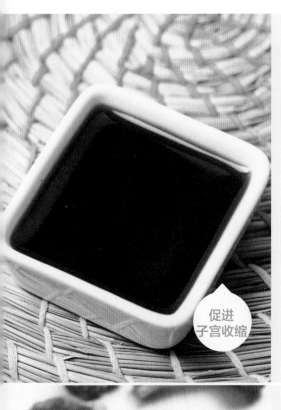

促进
子宫收缩

生化汤

材料 当归24克，川芎10克，炮姜、炙甘草各2克，桃仁（去皮、尖）6克。

调料 黄酒10克。

做法

将桃仁敲碎后与当归、川芎、炙甘草、炮姜一起放入锅中，加入黄酒和水（以没过药材为宜），煎成一碗。每天正餐前空腹喝50克，服用需遵医嘱。

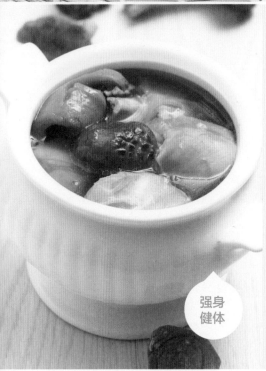

强身
健体

红菇炖土鸡

材料 净土鸡300克，干红菇15克。

调料 姜片8克，盐2克。

做法

1 净土鸡洗净，切小块，放入开水中焯去血水，然后放入锅中，加入适量清水和姜片，上锅炖40分钟。

2 干红菇去蒂，用水泡发，洗净，然后放入炖鸡锅中，继续炖10分钟，加盐调味即可。

剖宫产妈妈：
产后伤口痛有妙招

帮助妈妈坐起来，有助于排气

剖宫产后的第2天，家人要帮助妈妈坐起来，这样有利于妈妈排气。

具体做法是：爸爸坐在床头，与妈妈背靠背，承受着她的重量。妈妈也可以把身体侧过来，由爸爸扶持坐起来。有条件的医院也可以把床头摇起来，让妈妈呈半坐卧位。

过来人 经验谈

术后腰酸背痛有妙招

如果妈妈术后出现腰酸背痛，又对镇痛泵有反应，可以喝些西洋参汤。

拔掉导尿管后要及时排尿

剖宫产妈妈在手术前会被放置导尿管，一般在术后24~48小时待膀胱恢复排尿功能后将其拔出。导尿管拔出后，新妈妈要尽快排尿，以降低排尿困难的可能性，以及尿路感染的风险。

要穿大号内裤，避免摩擦伤口

剖宫产后，妈妈可以选择大一号的内裤或平脚内裤，这样可以更好地保护伤口，感觉也更舒服。因为术后新妈妈的抵抗力比较弱，所以内裤要每天更换，洗后要放在太阳下曝晒，这样可以有效地防止伤口感染。

产后伤口疼痛难忍，家人来帮忙

剖宫产后的第2天，很多妈妈仍然感到伤口十分疼痛，家人可以通过下面的方法帮助新妈妈缓解伤口痛。

缓解疼痛的方法

当妈妈翻身或者咳嗽时，爸爸可以用双手紧按伤口，这样有利于减少震动，从而减轻伤口的疼痛

当妈妈侧躺时，可在其腰下放一个枕头（或者在腹部放一条毛毯）以作支撑，也可减轻疼痛

给新妈妈播放一段轻柔的音乐，或者按摩一下腰腹部等，都可以减轻伤口的疼痛

以上都是不错的"止痛剂"，相信细心的家人都会做，帮助妈妈顺利度过这个难熬的疼痛期。

饮食继续以粥、蒸蛋等为主，不要大补

产后第2天，妈妈尚处于身体恢复期，肠胃功能也较弱，最好保持易于消化的流质或半流质饮食，比如小米粥、瘦肉粥、蒸蛋羹等。比较油腻、大补的食物仍不宜食用，比如猪蹄汤。也不要吃刺激性的食物，过酸、过辣都不行。

可以吃动物血来补血

铁是促进血液中血红素形成的主要成分之一，血红素可使皮肤红润有光泽，因此妈妈的膳食中富含铁的食物必不可少，如动物血、动物肝脏、海带、芝麻、黑豆等。

剖宫产妈妈一日食谱推荐

早餐	加餐	午餐	加餐	晚餐	加餐
猪肝菠菜粥	三角面片	挂面卧鸡蛋 莲藕排骨汤	猪血大米粥	疙瘩汤 菠菜猪血汤	鲜虾蒸蛋

剖宫产妈妈月子餐

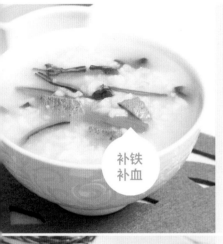

补铁
补血

猪肝菠菜粥

材料 大米80克，猪肝50克，菠菜30克。
调料 盐1克。
做法

❶ 猪肝洗净，切片，入锅焯水，沥水；菠菜洗净，焯水，切段；大米洗净。

❷ 锅内倒水烧开，放大米煮熟，再放猪肝煮熟，再加菠菜稍煮，加盐调味即可。

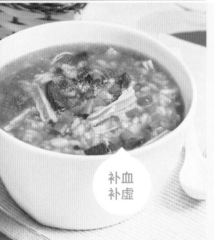

补血
补虚

猪血大米粥

材料 大米80克，猪血50克，干腐竹30克。
调料 葱花5克，酱油、盐各1克。
做法

❶ 大米、猪血、腐竹分别洗净，猪血切条，腐竹泡发切段。

❷ 锅内倒水烧沸，加大米煮熟，放腐竹煮熟，再放入猪血煮熟，加盐、酱油调味，撒上葱花即可。

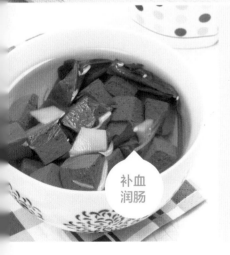

补血
润肠

菠菜猪血汤

材料 菠菜150克，猪血100克。
调料 盐、香油各1克。
做法

❶ 将猪血洗净，切块；菠菜洗净，焯水，切段。

❷ 锅置火上，放入适量清水，加入猪血块煮至熟透，再放入菠菜段略煮片刻，加入盐调味，淋上香油即可。

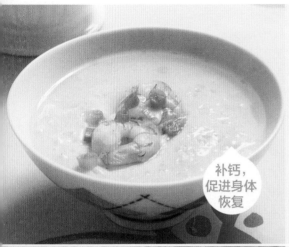

鲜虾蒸蛋

材料 鸡蛋1个，鲜虾2只。

调料 盐1克，葱末5克。

做法

1. 把鲜虾处理干净，取虾仁；鸡蛋打散，加入盐和温水，搅拌均匀。

2. 先在容器的内壁上均匀地抹上一层油，然后把蛋液倒入容器，加入虾仁、葱末一起隔水蒸熟即可。

补钙，
促进身体
恢复

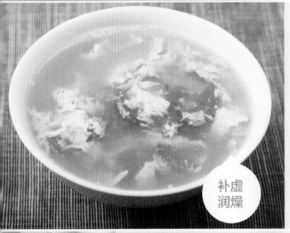

丝瓜蛋汤

材料 丝瓜1根，鸡蛋1个。

调料 盐1克。

做法

1. 鸡蛋打散；丝瓜洗净，去皮，切成小丁。

2. 锅内倒水，倒入丝瓜丁煮开，倒入鸡蛋液，出锅前加盐调味即可。

补虚
润燥

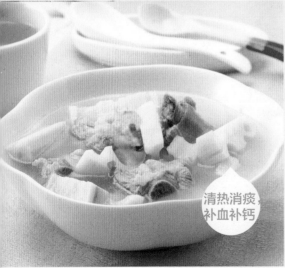

莲藕排骨汤

材料 猪排骨100克，莲藕150克。

调料 盐2克，葱段、姜片、料酒各5克，葱花少许。

做法

1. 猪排骨洗净，切段；莲藕去皮，洗净切块。

2. 锅内加水煮沸，放葱段、料酒、排骨段及一半姜片，焯去血水，捞出。

3. 锅置火上，倒入适量清水，放入排骨段、藕块及剩余姜片煮沸，转小火煲约1.5小时，加盐调味，撒葱花即可。

清热消痰，
补血补钙

宝宝：
打襁褓可增强宝宝安全感

怎样给宝宝打襁褓

所谓打襁褓，就是用棉布做成的小被子、毛毯等包裹新生儿，既可以增加宝宝的安全感，还能保暖，让宝宝睡得安稳。新生儿刚刚离开母体，还保持着在子宫内的姿势，四肢弯曲，包入襁褓会帮助他适应新的肢体顺直状态。宝宝襁褓应以保暖、舒适、宽松、不松包为原则。到底该怎样给宝宝打襁褓呢？

1. 把被子铺在床上，将右下角折下约15厘米，把宝宝仰面放在被子上，保证头部枕在折叠的位置（A）。

2. 把靠近宝宝左手的被子一角拉起来，盖在宝宝的身体上，并把边角从宝宝的右手臂下侧掖进身体后面（B、C）。

3. 把被子的下角（宝宝脚的方向）折回来盖到宝宝的下巴以下（D）。

过来人经验谈

不能用绳子固定宝宝的身体

有些妈妈会在给宝宝包襁褓后，在外面捆上2~3道绳带，其实这是不科学的，因为这样的包裹方法会妨碍宝宝四肢运动。此外，宝宝被捆紧后，肢体接触不到周围的物体，不利于宝宝触觉的发展。

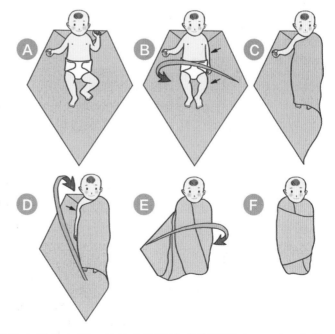

4. 把宝宝右臂边的一角拉向身体左侧，并从左侧掖进身体下面（E、F）。有些宝宝喜欢活动胳膊，那就可以只包宝宝胳膊以下的身体，方便他活动手和手指。

怎样准确判断宝宝是冷还是热

刚出生的宝宝神经末梢反射还不完全，手脚常常是冰凉的，这是正常现象，所以不能以手脚的温度来判断宝宝冷暖。那么，怎样判断宝宝是冷还是热呢？

第一，宝宝的后颈及背部能准确反映体温。如果感到这两处较热甚至出汗，应适当减少衣服。反之，要及时添加衣服。

第二，如果宝宝的脸红扑扑的或者呼吸较为沉重，可能是长疹子的前兆，这时应摸摸宝宝的手脚，如果是温热的，应适当减少衣服。

第三，如果宝宝打喷嚏，不要简单认为是受凉或感冒了，因为此时宝宝鼻腔还未发育完善，遇到冷空气时会反射性地打喷嚏，这是一种自我保护，不用过于担心。

喂奶后怎样给宝宝拍嗝

溢奶是很多新妈妈都会遇到的头疼事儿，其实防止溢奶的方法很简单，就是每次吃完奶后及时拍嗝，帮助宝宝把吸入的空气吐出来。下面介绍3种常见的拍嗝方法。

俯肩拍嗝（适合新生宝宝）

1.先铺一条毛巾在妈妈的肩膀上，防止妈妈衣服上的细菌和灰尘进入宝宝的呼吸道。

2.右手扶着宝宝的头和脖子，左手托住宝宝的小屁屁，缓缓竖起，将宝宝的下巴靠在妈妈的左肩上，靠肩时注意用肩去找宝宝，不要硬往上靠。

3.左手托着宝宝的屁股和大腿，给他向上的力，妈妈用自己的左脸部去"扶"着宝宝。

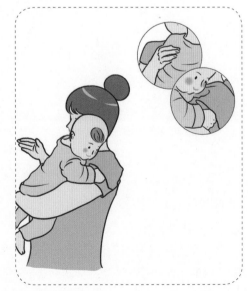

4.右手鼓起呈接水状，在宝宝后背的位置小幅度由下至上拍打。1~2分钟后，如果还没有打出嗝，可慢慢将宝宝平放在床上，再重新抱起继续拍嗝，这样的效果会比一直抱着拍要好。

搭臂拍嗝（适合 1~3 个月的宝宝）

1.两只手抱住宝宝的腋下，让宝宝横坐在妈妈大腿上。

2.宝宝的重心前倾，妈妈将左手臂搭好毛巾，同时从宝宝的腋下穿过，环抱住宝宝的肩膀，支撑宝宝的体重，并让宝宝的手臂搭在妈妈的左手上。

3.让宝宝的面部朝外，右手拍嗝。

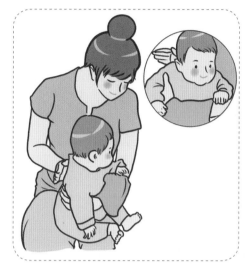

面对面拍嗝（适合 ≥ 3 个月的宝宝）

1.妈妈双腿并拢，让宝宝端坐在大腿上和妈妈面对面。

2.一只手从侧面环绕住宝宝的后背，另一只手拍宝宝后背。

这种姿势妈妈和宝宝是面对面的，能够了解宝宝的情况，看清宝宝面部的表情变化。

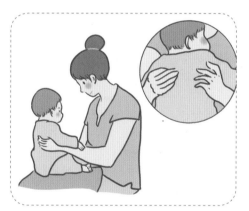

必须给宝宝戴手套和脚套吗

不用。因为手套和脚套主要作用是防止宝宝的指甲挠破脸，如果指甲打理得当，是不存在这种情况的。此外，宝宝戴着手套和脚套睡觉会很不舒服，也不利于四肢运动和感觉的发展。新手爸妈也不容易掌握宝宝是否被捂着。

图书在版编目（CIP）数据

协和专家＋协和妈妈圈干货分享．孕产大全 / 马良坤
编著．— 北京 ：中国轻工业出版社，2023.11
ISBN 978-7-5184-4527-1

I.①协… II.①马… III.①妊娠期－妇幼保健－基
本知识②产褥期－妇幼保健－基本知识 IV.① R715.3

中国国家版本馆 CIP 数据核字 (2023) 第 157381 号

责任编辑：赵　洁　　责任终审：许春英　　整体设计：悦然生活
策划编辑：付　佳　　责任校对：晋　洁　　责任监印：张可

出版发行：中国轻工业出版社（北京东长安街 6 号，邮编：100740）
印　　刷：北京博海升彩色印刷有限公司
经　　销：各地新华书店
版　　次：2023 年 11 月第 1 版第 1 次印刷
开　　本：710×1000　1/16　印张：16
字　　数：240 千字
书　　号：ISBN 978-7-5184-4527-1　　定价：59.80 元
邮购电话：010-65241695
发行电话：010-85119835　传真：85113293
网　　址：http://www.chlip.com.cn
Email：club@chlip.com.cn
如发现图书残缺请与我社邮购联系调换
230260S3X101ZBW